Kristin Berger-Loewenstein

DEPRESSIONEN ÜBERWINDEN

Sorgenfrei leben

Wie Sie innere Blockaden lösen, ein für alle Mal Ängste & Burnout besiegen und durch Positives Denken zurück zum Glück finden

Bibliographische Information der Deutschen Nationalbibliothek:
Die Deutsche Nationalbibliothek verzeichnet diese Publikation in der deutschen Nationalbibliographie; detaillierte bibliographische Daten sind im Internet über http://dnb.dnb.de abrufbar.

Originale Erstauflage: September 2020

Layout: Ka & Jott, Bernau bei Berlin

Coverbild: samantha cheah; Shutterstock

Druck / Auslieferung: Amazon oder eine Tochtergesellschaft

Herausgeber: Loewenstein International GmbH; Ericusspitze 4, 20457 Hamburg

Independently published | ISBN: 979-8667041535

INHALT

Vorwort.....5

Essenzielle Grundlagen: Was ist eine Depression?.....7

1. Depression verstehen.....8

1.1. Hintergrundwissen: Was ist eine Depression? 8

1.2. Schluss mit Mythen: Das sind die Fakten! 14

1.3. Ursachen für Depressionen und ihre Folgen 19

1.3.1 Mögliche Auslöser für Depressionen 19

1.3.2 Eine Depression kann schwerwiegende Folgen haben 25

1.4 Der Unterschied zwischen akuten und chronischen Depressionen 29

2. Elementare Anzeichen einer Depression.....35

2.1 Warum es wichtig ist, die Anzeichen einer Depression frühzeitig zu erkennen. 35

2.2 Absolvieren Sie diesen 1-Minuten-Test, um herauszufinden, ob Sie die frühen Anzeichen einer Depression erkennen 39

3. Sind Sie depressiv?.....43

3.1 Ein Selbsttest zur Einschätzung einer depressiven Erkrankung 43

3.2 Auswertung: Was das Ergebnis über Ihren Seelenzustand verrät 47

3.3 Hilfe, ich bin depressiv! - Was Sie jetzt tun können. 48

4. Depressionen effektiv überwinden - der große Praxisteil.....54

4.1. Die große Situationsanalyse. Finden Sie heraus, wo Sie gerade stehen 54

4.1.1 Das 6-Stufen-Modell 54

4.2 Wagen Sie den nächsten Schritt und überwinden Sie Ihre Depression 60

4.3 Bewährte Behandlungsmethoden 65

4.4 Die besten Strategien, um chronische Depressionen zu behandeln 71

5. Heilung ist möglich!.....74

5.1 Fazit: So bewältigen Sie Depressionen effektiv 74

5.2 Wie Sie Ihren eigenen Weg finden und Depressionen nachhaltig vorbeugen können. 77

5.3. Der Schlüssel zum Glück - Ein Ausblick 82

6. Weitere Möglichkeiten für Sie, wie Sie Ihre Depression erfolgreich überwinden können 83
6.1 Positives Denken als Wegweiser zu einem glücklichen Leben 83
6.2 Depressionen mithilfe der Visualisierung durchbrechen 83
6.3 Der Königsweg: Selbstliebe und Gelassenheit effektiv anwenden 84

7. Tipps für Angehörige 85

Schluss 90

Vorwort

Ein dunkles Loch, scheinbar ohne Ausweg. Die Mauern zu hoch, als dass man sie ohne Hilfe überwinden könnte – und das Licht scheint viel zu weit weg. Depression ist eine schwere Krankheit und wird nach wie vor von vielen Menschen unterschätzt.

In Deutschland sind mehr als 5 Millionen Erwachsene an Depressionen erkrankt, die Krankheit betrifft also etwa jeden 16. Deutschen. Die Dunkelziffer wird noch weitaus höher eingeschätzt: Viele wollen sich nicht eingestehen, dass sie wirklich krank sind, und leugnen für eine lange Zeit, wie es ihnen wirklich geht. Außerdem nicht miteingerechnet: die Zahl depressiver Kinder und Jugendliche.

Viele Menschen besiegen ihre Depressionen nie und leiden ein Leben lang unter dieser Erkrankung – und das teilweise, ohne dass jemand in ihrem Umfeld davon weiß.

Zu dieser Tatsache trägt die Gesellschaft einen großen Teil bei: Diese zeigt sich gegenüber Depressionen tendenziell intolerant und vorurteilsbehaftet. So sind wir inzwischen zwar im Zeitalter der Akzeptanz und Toleranz angekommen und können deutlich offener über einstige Tabuthemen sprechen, doch das Thema der psychischen Erkrankungen wird immer noch mit sozialer Distanz behandelt.

Übrigens ist die Depression keine Erscheinung der Neuzeit, bereits in der Antike sprach man von psychischen Erkrankungen, die an die heutige Depression erinnern. Damals wurde sie noch als „Melancholie" bezeichnet. Auch die Antike war eine Epoche, in der psychisch erkrankte Menschen nicht akzeptiert und rigoros aus der Gesellschaft ausgeschlossen wurden. Seither ist viel Zeit vergangen und dennoch fehlt nach wie vor vielen Betroffenen der Mut, die eigene Depression anzuerkennen.

Dabei ist das Anerkennen dieser Erkrankung der erste Schritt in Richtung Heilung.

Wir werden nun gemeinsam einige Fakten über die Krankheit Depression kennenlernen und deren Ursachen ermitteln. Auch der Einfluss depressiv erkrankter Menschen auf deren Umfeld wird thematisiert und gezeigt, was Angehörige und Freunde tun können. Außerdem werden Sie von den vielfältigen Behandlungsmöglichkeiten bei Depressionen erfahren.

Dieses Buch soll einerseits Betroffenen aufzeigen, dass sie erstens an einer ernsten Krankheit leiden und es zweitens viele verschiedene Therapiemöglichkeiten gibt, die alle sehr gute Heilungschancen versprechen.

Andererseits soll es Angehörige informieren und erklären, wie sie ihren Liebsten in dieser schweren Zeit beistehen und helfen können.

Und natürlich soll dieses Buch auch zur Prävention und Aufklärung dienen.

Nur wem es gelingt, seine Depression erfolgreich zu überwinden, kann zurück in ein normales, glückliches Leben treten. Und das dazu notwendige Wissen erarbeiten wir uns jetzt gemeinsam!

! WICHTIG !

Dieses Buch ist ein Ratgeber, für Angehörige oder Personen, die an einer depressiven Störung litten oder den Verdacht haben, dass Sie oder jemand in ihrem nahen Umfeld unter einer Depression leidet. Dieser Ratgeber ersetzt keinesfalls einen Besuch beim Hausarzt oder Psychologen, sondern ist lediglich eine Unterstützung.

Wenn Sie den Verdacht haben, dass Sie an einer Depression erkrankt sind oder erkranken könnten, suchen Sie umgehend einen Arzt auf! Handelt es sich um einen Angehörigen, versuchen Sie, ihn in einem Gespräch zu einem Arztbesuch zu bewegen. Eine Depression ist eine schwerwiegende, psychische Erkrankung und kann unbehandelt zu suizidalen Handlungen führen.

Essenzielle Grundlagen: Was ist eine Depression?

Die meisten von uns haben das Wort schon einmal gehört: Depression. Ein sehr negativ behafteter Begriff, der bei vielen Menschen entweder Mitleid oder ein Naserümpfen auslöst.

Wenn ich über die Reaktion nachdenke, die sich vorwiegend beobachten lässt, wenn das Wort Depression fällt und jemand darüber etwas erzählt, kommt mir Folgendes in den Sinn:

„Depression? Wie schrecklich muss es sein, ständig diese Selbstmordgedanken zu haben!"

Aber lässt es sich wirklich darauf reduzieren? Und vor allem: Hat jeder an Depression erkrankte Mensch tatsächlich Selbstmordgedanken?

Die Antwort darauf ist ein klares **NEIN**!

Viele Menschen wissen zwar, dass eine Depression nichts Positives ist, doch was wirklich hinter diesem Krankheitsbild steckt, wissen die wenigsten.

Dabei hat sich die Depression längst zu einer Volkskrankheit entwickelt!

Das Unwissen über das Krankheitsbild der Depression zu beseitigen, dazu dient der erste Teil dieses Buches. Hier werden wir gemeinsam die ersten, wichtigen Fakten über diese ernste Erkrankung entdecken und verstehen lernen.

1. Depression verstehen

1.1. Hintergrundwissen: Was ist eine Depression?

Das Krankheitsbild einer Depression ist sehr komplex und äußerst schwer zu verstehen – daher versuche ich, den Begriff der Depression möglichst bildlich zu erklären, und gehe dann auf die psychologischen Aspekte und Fakten ein.

Der Begriff *Depression* stammt aus dem Lateinischen: Das Ursprungswort „depressio" oder „deprimere" bedeutet ins Deutsche übersetzt so viel wie „niederdrücken". Und „niederdrücken" ist, sinnbildlich gesehen, genau die richtige Beschreibung für eine Depression.

Haben Sie schon einmal von einer wirtschaftlichen Depression gehört? Im ersten Moment werden manche von Ihnen wahrscheinlich eine Augenbraue hochziehen und anmahnen, was die Wirtschaft mit der menschlichen Psyche zu tun hätte. Tatsächlich sind Ökonomie und Psychologie an sich nicht eng miteinander verbunden.

In diesem Fall aber ist der Weg über die Wirtschaft einfacher, als zunächst den rein psychologischen Ansatz zu betrachten. Sie werden gleich verstehen, wie ich das meine – da bin ich mir sicher!

So ist eine wirtschaftliche Depression der Tiefpunkt eines Konjunkturzyklus. Die Depression folgt nach der Rezession, also einer langen Phase des Abfalls und nach diesem Tiefpunkt, an dem es quasi nicht mehr tiefer geht, findet ein Aufschwung statt.

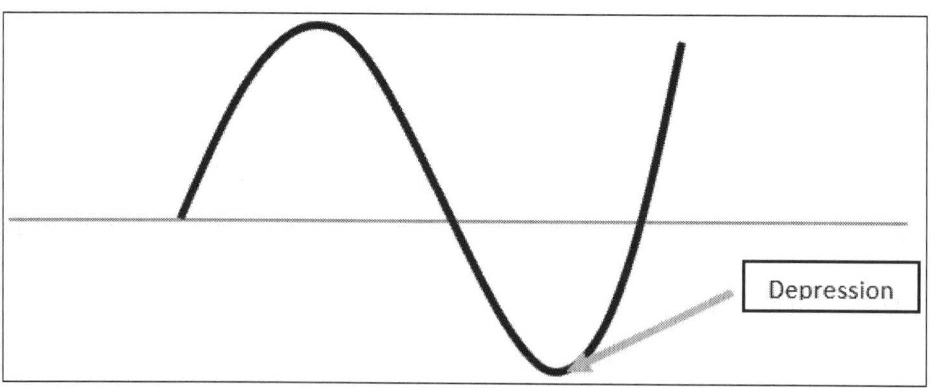

Diese vereinfachte Grafik zeigt die Parallele zwischen dem Konjunkturtief und der psychischen Erkrankung deutlicher, als es im ersten Moment für Sie wirken mag.

Eine psychische Depression lässt sich, im vereinfachten Sinn, als emotionales Tief verstehen. Oft folgt eine Depression auf eine lange Phase des psychischen Abschwungs, in dem viele Ereignisse aufeinanderfolgten, die die Psyche negativ beeinflussen haben.

Denken Sie nun, dass das keineswegs gefährlich klingt? Dann liegen Sie falsch: Eine Depression ist nämlich so viel mehr.

So handelt es sich bei einer depressiven Störung um eine psychische Erkrankung mit unzähligen und vor allem unterschiedlichen Symptomen. Diese können sich in vielen Bereichen Ihres Lebens widerspiegeln und Ihren Alltag auf verschiedene Arten beeinträchtigen.

Hier nun einige Symptome kurz zusammengefasst:

Hauptsymptome

Treten mindestens zwei der folgenden Symptome auf, liegt mit hoher Wahrscheinlichkeit eine Depression bei der betroffenen Person vor. **„Schlechte Laune“:** Das wohl am weitesten verbreitete Symptom der depressiven Störung ist die schlechte Laune. Betroffene fallen oft durch anhaltende Reizbarkeit und eine schlechte Stimmungslage auf. Wichtig ist aber anzumerken, dass diese schlechte Stimmung nicht mit einer Phase der Trauer zu verwechseln ist!

- **Sozialer Rpckzug:** Sie ziehen sich zurück und verschließen sich gegenüber ihren Mitmenschen. Soziale Kontakte lösen großen Stress bei Ihnen aus und können Sie schnell erschöpfen.
- **Interessensverlust:** Dinge, die früher Spaß gemacht haben, scheinen plötzlich überhaupt keinen Reiz mehr auszumachen. Dazu kommt, dass Betroffene über den Verlust oder eine starke Verminderung der Konzentrationsfähigkeit klagen.
- **Antriebslosigkeit:** Müdigkeit am Tag, fehlende Energie und kein Antrieb, Dinge zu erledigen, die einst Spaß gemacht haben – das sind weitere eindeutige Indikatoren für eine Depression.

Nebensymptome
Tritt mindestens eines der Nebensymptome im Zusammenhang mit den Hauptsymptomen auf, ist der/die Betroffene höchstwahrscheinlich an einer Depression erkrankt. Außerdem lässt sich mit den Nebensymptomen der Schweregrad der Depression bestimmen.

- **Schmerzen:** Oftmals kommt es, vor allem in der Anfangsphase einer Depression oder einer depressiven Episode, zu diffusen Schmerzen in der Kopf-, Bauch- oder Rückengegend, die sich meist nicht auf einen Punkt konzentrieren, sondern verteilt und ohne erkennbare Ursache zu sein scheinen.
- **Schlafstörungen:** Schlafstörungen jeglicher Art (beispielsweise Ein- oder Durchschlafprobleme) zählen zu häufigen Symptomen einer depressiven Erkrankung.
- **Vermindertes Selbstwertgefühl:** Das fehlende Selbstvertrauen, ein vermindertes Selbstwertgefühl, starke Schuldgefühle und Wertlosigkeit begleiten Depressive oft durch den Alltag und sind teilweise auch tiefliegende Ursachen für eine Depression!
- **Angststörungen:** Häufig gehen Ängste mit Depressionen einher. Diese können sich unterschiedlich äußern: Teilweise klagen Betroffene über unerklärliche Ängste ohne bekannte Ursache. Andere Ängste sind beispielsweise durch Hoffnungslosigkeit verursachte Zukunftsängste.
- **Essstörungen:** Diese äußern sich in Form eines verminderten oder vermehrten Appetits und der damit verbundenen Gewichtsreduktion oder -zunahme.
- **Asexualität:** Ein weiteres Symptom ist das nachlassende sexuelle Interesse im Allgemeinen und/oder am Partner. Bei Männern kann es auch zu einer psychisch bedingten, vorübergehenden Impotenz kommen.
- **Suizidale Gedanken:** In jedem Fall das gefährlichste Symptom aller hier genannten sind Selbstmordgedanken oder -handlungen. Diese Gedanken oder gar Handlungen zeigen, wie tief die Betroffenen tatsächlich in der Depression stecken.

Die genannten Symptome sind dabei nicht erschöpfend. Eine depressive Störung äußert sich, wie schon erwähnt, durch diverse Symptome, die bei den Betroffenen unterschiedlich stark ausgeprägt sein können.

Ab wann spricht man von einer Depression?

Nicht jede Phase, in der man schlechte Laune hat, ist gleich eine Depression. Verfallen Sie daher bitte nicht sofort in Panik, wenn Ihr Partner/Ihre Partnerin oder jemand in Ihrem Umfeld für ein, zwei oder auch drei Tage schlechte Laune hat.

Von einer Depression (oder einer „depressiven Episode") spricht man erst, wenn die oben genannten Symptome mindestens zwei Wochen oder länger anhalten und nicht von allein wieder abklingen, sondern sich zudem verschlimmern.

Schweregrade einer depressiven Episode

Depressionen – oder genauer die depressiven Episoden, die Betroffene erleben – lassen sich in unterschiedliche Schweregrade einteilen. Hierzu gibt es eine internationale Statistik, die ICD-10 (engl.: international statistical classification of diseases and related health problems; Internationale statistische Klassifikation der Krankheiten und verwandter Gesundheitsprobleme). Mithilfe dieser Einteilung sowie der verwendeten Kürzel werden Diagnosen von Ärzten kürzer gefasst.

Das Kürzel **F32.-** beschreibt hierbei eine depressive Episode. Nach dem ICD-10 wird in insgesamt vier große Klassifikationen einer depressiven Phase unterschieden.

- **Leichte depressive Episode (F32.0):** Betroffene leiden unter zwei bis drei der genannten Symptome. Oft bemerken Depressive zwar, dass sie sich in einer depressiven Episode befinden, können aber alltägliche Aufgaben im Allgemeinen ohne große Beeinträchtigungen fortsetzen.
- **Mittelgradige depressive Episode (F32.1):** Während einer mittelgradigen depressiven Episode leiden Betroffene unter vier bis fünf der beschriebenen

Symptome. Depressiven in einer mittelgradigen Episode fällt es meistens schwer, den Alltag wie gewohnt fortzusetzen.

- **Schwere depressive Episode ohne psychotische Symptome (F32.2):** In der schweren depressiven Episode haben Depressive mit mehr als fünf Symptomen zu kämpfen. Oft kommt es zum Verlust des Selbstwertgefühls, Gefühlen der Wertlosigkeit und großer Schuld sowie zu suizidalen Gedanken oder gar -handlungen.
- **Schwere depressive Episode mit psychotischen Symptomen (F32.3):** Eine solche Episode gleicht der vorherigen schweren depressiven Episode, wobei die Symptome einer klassischen Depression mit zusätzlichen psychotischen Symptomen wie Halluzinationen, Stupor oder Apathie und Wahnideen einhergehen. Das alltägliche Leben weiterzuführen, ist quasi unmöglich und häufig kommt es zur Lebensgefährdung durch fehlende Flüssigkeits- und Nahrungsaufnahme oder suizidale Handlungen.

! WICHTIG !

Sobald Sie merken, dass Sie unter einem oder mehreren der in diesem Kapitel beschriebenen Symptome über einen Zeitraum von mehreren Wochen leiden, suchen Sie bitte umgehend einen Arzt oder einen Psychologen auf! Eine Depression ist eine ernstzunehmende Krankheit und kann unbehandelt zu Selbstmord führen.

Zusammenfassung

- Das Wort **„Depression“** stammt **aus dem Lateinischen** und bedeutet so viel wie **„niederdrücken“**.
- Eine Depression **im medizinischen Sinn** ist **eine psychische Krankheit mit vielfältigen psychischen und physischen Symptomen**.
- Von einer depressiven Erkrankung wird gesprochen, wenn man unter **mehreren der Symptome länger als zwei Wochen** leidet.
- Die Krankheit verläuft oft **episodisch**. Die sogenannten „depressiven Episoden“ sind in **vier Unterkategorien** eingeteilt:
    - › Leichte depressive Episode
    - › Mittelgradige depressive Episode
    - › Schwere depressive Episode ohne psychotische Symptome
    - › Schwere depressive Episode mit psychotischen Symptomen
- Eine Depression ist eine **schwere Krankheit und bedarf dringend** ärztlicher Betreuung!

1.2. Schluss mit Mythen: Das sind die Fakten!

Fast jeder wurde schon einmal mit angeblichen Fakten über Depressionen konfrontiert – sei es im Gespräch mit Bekannten oder Freunden oder wenn man einige Gesprächsfetzen fremder Unterhaltungen aufgeschnappt hat.

Doch was entspricht wirklich der Wahrheit und was nicht? Finden wir es gemeinsam heraus!

Mythos 1: Eine Depression ist keine Krankheit.

Der wohl häufigste Mythos in Bezug auf das Thema Depression lautet: Eine Depression ist keine Krankheit – im Endeffekt handelt es sich lediglich um eine Verstimmung, die von allein kommt und von allein wieder geht.

Fakt ist: Sobald die, im vorherigen Kapitel genannten Symptome zwei Wochen oder länger anhalten, spricht man von einer Depression. Und dabei handelt es sich definitiv um eine Krankheit, die unbedingt einer Behandlung bedarf.

Mythos 2: Nur Erwachsene können an Depressionen erkranken.

Auch das stimmt nicht – ganz im Gegenteil: Selbst Kinder und Jugendliche, sogar Babys können an Depressionen erkranken. Die Tendenz ist sehr deutlich: Immer mehr Jugendliche erkranken bereits in jungen Jahren an Depressionen.

Was diesen Mythos vermutlich nährt, ist die Tatsache, dass sich Depressionen bei Kindern und Jugendlichen anders äußern können als bei Erwachsenen.

So fallen depressive Jugendliche oft durch ein verstärktes Aggressionspotenzial auf, sind stark reizbar und neigen zum Ausrasten, anstatt – wie depressive Erwachsene – deutlich trauriger und niedergeschlagener als **üblich** zu wirken. Auch bei kleineren Kindern kann sich eine Depression in Wutausbrüchen zeigen, in Form von heftigem Weinen oder permanentem Anklammern an die Bezugspersonen – die Kleinsten beschreiben eine Depression oft als Bauch- oder Kopfweh. Es ist ihnen noch nicht möglich, ihre gefühlte Niedergeschlagenheit zu benennen. Babys mit depressiven Zügen neigen dazu, Bewegungsabläufe immer und immer wieder zu wiederholen oder komplett apathisch und ohne jegliche Regung zu liegen.

Mythos 3: Depressionen sind nicht wirklich schlimm.

Falsch! Oft geschieht das Herunterspielen von Depressionen durch außenstehenden Personen nicht aus bösem Willen heraus, sondern schlichtweg aus Unwissen. Das Hauptsymptom einer Depression ist die Niedergeschlagenheit der Betroffenen –das hat ja jeder schon einmal erlebt.

Oder?

Leider nein. Außenstehende können sich häufig nicht in die depressiv Erkrankten hineinversetzen. Sie empfinden eben nicht diese wochen-, monate-, teilweise sogar jahrelange Traurigkeit, die Betroffene verspüren. Man sollte diese jedoch sehr ernstnehmen und keinesfalls herunterspielen.

Übrigens: Gut gemeinte Ratschläge von Außenstehenden wie „Alles wird gut!", „Achte doch einmal auf die positiven Dinge im Leben!" oder ähnliche Floskeln helfen Betroffenen in keiner Weise. Oft ist es hilfreicher, dem Betroffenen zu zeigen, dass man sich Sorgen macht und da ist, falls er oder sie Hilfe braucht.

Mythos 4: Depressionen führen immer zum Suizid.

Widmen wir uns nun dem Gegenteil des vorherigen Mythos: Depressionen führen unumgänglich zu Suizid – also jeder Depressive hegt Selbstmordgedanken oder bringt sich früher oder später um.

Gott sei Dank trifft auch dieser Mythos nicht zu!

Es ist richtig, dass suizidale Gedanken ein Symptom einer depressiven Phase sind, allerdings leidet nicht jeder Betroffene daran. Grundsätzlich lässt sich von zwei bis vier Prozent der Betroffenen sprechen, die wirklich den Suizid als einzigen Ausweg aus ihrer Krankheit erachten.

Das hängt übrigens auch davon ab, wie schwer die Depression ausgeprägt ist und ob sich Betroffene in medizinischer und/oder psychologischer Behandlung befinden.

Doch dass jeder depressiv Erkrankte Selbstmordgedanken hegt stimmt definitiv nicht.

Ebenso falsch ist **übrigens** der Mythos, dass Menschen, die Suizid ankündigen, es nicht tun. Viele Menschen, die Selbstmord begangen oder versucht haben, haben dies auch vorher angekündigt.

Außerdem: Eine Ankündigung eines Suizids ist kein Grund, jemanden als verrückt abzustempeln. Es ist eine Art Hilferuf eines leidenden Menschen, der nicht weiß, wie er sein Leid sonst ausdrücken soll.

Mythos 5: Frauen erkranken häufiger an Depressionen.

Ja und nein.

Betrachtet man die reinen Zahlen, erkranken Frauen etwa doppelt so häufig wie Männer. Dementsprechend ist dieser Mythos also wahr.

Allerdings leiden Männer deutlich häufiger an schweren Depressionen. Das lässt sich dadurch begründen, dass es Frauen meist leichter fällt, über ihre Gefühle zu sprechen –hingegen ist dies für viele Männer nach wie vor schwierig. Es ist daher auch anzunehmen, dass die Dunkelziffer bei Männern deutlich höher ist.

Auch die Häufigkeit und Ausgeprägtheit verschiedener Symptome variieren bei männlichen und weiblichen Betroffenen: Während Frauen oft emotionale Symptome wie Traurigkeit, mentale Abwesenheit und Antriebslosigkeit zeigen, fallen Männer oft durch aggressives und selbstgefährdendes Verhalten auf.

Mythos 6: Antidepressiva heilen Depressionen.

Dazu möchte ich eine Gegenfrage stellen: Heilen Schmerztabletten einen Kopfschmerz oder einen Knochenbruch?

Nein, natürlich nicht. Schmerztabletten behandeln das Symptom des Schmerzes. Ähnlich verhält es sich bei Antidepressiva: Diese dienen dazu, Symptome der Depression zu behandeln und zu lindern.

Ausschließlich durch Antidepressiva kann man eine Depression nicht heilen, doch der Heilungsprozess lässt sich eventuell beschleunigen. Daher ist eine Kombinationstherapie oft ein guter Weg, um eine Depression zu behandeln.

Mythos 7: Antidepressiva machen abhängig.

Auch der letzte und ein besonders hartnäckiger Mythos bezieht sich auf Antidepressiva.

Einst stimmte dieser Mythos – der Grund: Depressionen wurden oft mit Beruhigungsmitteln therapiert, die häufig abhängig gemacht haben. Moderne Antidepressiva regulieren aber lediglich die biochemischen Prozesse in unserem Gehirn und bringen diese wieder ins Gleichgewicht– sie machen nicht mehr abhängig. Genauso wenig verändern sie die Persönlichkeit des Patienten.

Was sind dann aber die Symptome, die wir als Entzugserscheinungen sehen, wenn Menschen, die Antidepressiva nehmen, ihre Medikamente absetzen? Es sind die Symptome, welche die Medikamente behandeln und dabei durch den Eingriff in das biochemische System im menschlichen Körper die Hormone und Botenstoffe wieder ins Gleichgewicht bringen.

Beim Absetzen der Medikamente kommt es also erneut zum Ungleichgewicht – und zu entsprechenden Symptomen wie beispielsweise Angst, Panikattacken, Schweißausbrüchen und Zittern.

Zusammenfassung

- **Mythos 1** „Eine Depression ist keine Krankheit!" **ist falsch**! Dieser Mythos entsteht durch das Unwissen der Bevölkerung und das falsche Einschätzen der Symptome.
- **Mythos 2** „Nur Erwachsene können Depressionen bekommen!" **ist ebenso falsch**! Bereits Kinder und Jugendliche können depressiv werden – allerdings zeigen sie unterschiedliche Symptome.
- **Mythos 3** „Depressionen sind nicht wirklich schlimm!" **ist auch ein verbreiteter Irrglaube.** Oft wird eine Depression auf das schlichte „Traurig-Sein" reduziert und dementsprechend unterschätzt.
- **Mythos 4** „Depressionen führen immer zum Suizid!" **ist falsch**. Tatsächlich stirbt nur ein kleiner Anteil der an Depression Erkrankten am Suizid. Hier kommt es unter anderem auf den Schweregrad der Depression an.
- **Mythos 5** „Frauen erkranken häufiger an Depressionen!" **stimmt teilweise**. Die absoluten Zahlen Erkrankter bestätigen den Mythos – allerdings leiden mehr Männer an schweren Depressionen.
- **Mythos 6** „Antidepressiva heilen Depressionen!" **stimmt nicht**. Antidepressiva behandeln lediglich die Symptome einer Depression und tragen positiv zur Heilung bei.
- **Mythos 7** „Antidepressiva machen abhängig!" **ist ein weiterer Irrglaube**. Antidepressiva machen nicht abhängig, sondern beeinflussen die biochemischen Prozesse im Körper positiv.

1.3. Ursachen für Depressionen und ihre Folgen

Wie fast jede Krankheit, lässt sich auch eine Depression auf bestimmte Ursachen zurückführen, die entweder eine depressive Erkrankung oder auch eine erneute depressive Episode auslösen können.

Um einer Depression vorzubeugen, ist es daher wichtig, diese Auslöser so weit wie möglich zu meiden. Voraussetzung dafür ist, die Ursachen einer Depression zu kennen. So werden wir uns im ersten Kapitel dieses Teils mit folgenden Punkten beschäftigen:

- Was sind die Ursachen für Depression?
- Und warum lösen diese eine Depression aus?
- Inwiefern gibt es Auslöser für eine depressive Phase und unterscheiden sich diese von den eigentlichen Ursachen?
- Wie kann man ihnen vorbeugen?

Außerdem werden wir gemeinsam den Folgen einer Depression auf den Grund gehen.

1.3.1 Mögliche Auslöser für Depressionen

Allgemein lässt sich sagen, dass es für eine Depression – anders als beispielsweise bei einem Knochenbruch – nicht **die eine** Ursache gibt. Stattdessen sind die Ursachen für eine Depression ein Zusammentreffen verschiedener Faktoren.

Diese Faktoren lassen sich in verschiedenen Schemata darstellen. So kann man eine Depression als Medaille darstellen:

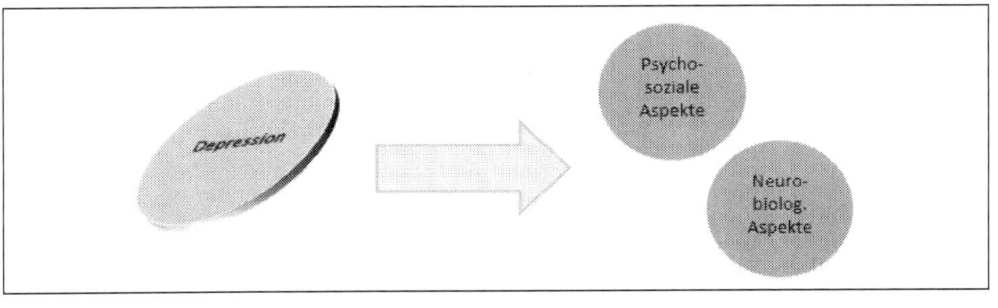

Es gibt zwei Seiten einer Medaille – dieses Sprachbild wird verwendet, um auszudrücken, dass eine Sache oft mehrere, mitunter auch gegensätzliche Eigenschaften oder Aspekte hat.

So ähnlich verhält es sich auch bei einer Depression. Viele Menschen gehen davon aus, dass die Ursachen einer Depression ausschließlich psychologischer oder psychosozialer Natur sind – dabei spielen bei Depressionen oftmals beziehungsweise immer (neuro-)biologische Faktoren eine Rolle.

Und das Zusammenspiel beider Aspekte entwickelt sich zum Auslöser für eine depressive Phase.

Kommen wir nun aber dazu, die Ursachen beim Namen zu nennen.

Ursache 1: Verluste und Überforderung als Ballast für die Seele

Eine sehr offensichtliche Ursache einer Depression ist in jedem Fall der Ballast, der auf der Seele lastet. Sie erfahren eine Belastung, es passiert eine Tragödie, Sie verlieren einen geliebten Menschen oder sind mit der derzeitigen Situation überfordert. Und Ihre Psyche kann sich nicht mehr wirklich ausruhen und erholen, weil Ihre Gedanken die ganze Zeit nur kreisen.

Verluste, die ein solches Tief auslösen können, sind beispielsweise:

- der Tod Ihnen nahestehender Personen, des Partners oder von Familienmitgliedern,
- das Verlieren langjähriger Freunde und das damit einhergehende Gefühl, als Freund nicht mehr gebraucht zu werden, durch jemand Besseres ausgetauscht zu werden; es entsteht ein Verlust von Ansehen,
- Misserfolge im privaten oder beruflichen Bereich oder
- die Kündigung einer Mietwohnung als Verlust des gewohnten Wohnsitzes.

Natürlich gibt es viele andere Ereignisse, die Menschen mit Verlusten verbinden. Generell gilt, dass jeder Mensch, jede Psyche Verluste anders wahrnimmt und Dinge anders definiert. So kann es sein, Sie eine Situation, die Ihre Mitmenschen gar nicht als Verlust betrachten, als einen solchen ansehen.

Ähnlich verhält es sich mit der Überforderung. Meist wird eine Überforderung durch einen zu perfektionistischen Lebensstil gefördert. Setzt man sich selbst zu sehr unter Druck, dann ist man schnell mit sich selbst und seinem eigenen Leben überfordert. Denn natürlich kann man nicht alles immer perfekt machen.

Teilweise kann der Druck auch von außen kommen, im Arbeitsleben beispielsweise aus der Chefetage. Natürlich möchte der Vorgesetzte die bestmöglichen Ergebnisse erzielen und setzt so seine Mitarbeiter – bewusst oder mitunter auch unbewusst – unter Druck, was schnell zu einer Überforderung führen kann – vor allem, wenn der Mitarbeiter ohnehin schon ein wenig instabil zu sein scheint.

Ursache 2: Sensibilität

Viele Menschen neigen dazu, sich Dinge zu sehr zu Herzen zu nehmen und jegliche Kritik als Angriff aufzufassen. Bei dieser Ursache ist aber keinesfalls die Kritikunfähigkeit gemeint, die viele Menschen an den Tag legen.

Vielmehr geht es hier um eine Charaktereigenschaft, die depressiv Erkrankten das Leben noch viel schwerer macht: Sie sind oft sensibel, empathisch und empfindsam, was Gefühle und Emotion angeht.

Depressive neigen dazu, die Emotionen anderer Menschen, insbesondere ihnen nahestehender, mitzufühlen, mit ihnen gemeinsam zu leiden. Sie sind sehr sensibel und fassen Worte manchmal falsch auf, was zu Selbstkritik und Selbstvorwürfen führen kann.

Auch Pflichtbewusstsein und Perfektionismus spielen hier eine große Rolle. Oftmals geben Depressive sich selbst die Schuld, wenn Fehler passieren und sehen sich als Verantwortliche in Situationen, für die sie im Endeffekt keine Schuld tragen.

In vielen Fällen führt das Zusammenspiel von Sensibilität und Pflichtbewusstsein zu Selbstkritik und Selbstvorwürfen. Und das ist ein perfekter Nährboden für ein schlechtes Gefühl und somit auch eine Depression ist.

Ursache 3: Streit

Depressiv erkrankte Personen sind oft sehr harmoniebedürftig und darauf bedacht, dass alles möglichst ohne Konflikte und Streit über die Bühne geht.

Sollte doch einmal Ärger drohen oder ein Konflikt auf sie zukommen, versuchen Depressive, dem Streit stets aus dem Weg zu gehen. Oftmals geben sie einfach klein bei, um zu verhindern, dass eine Meinungsverschiedenheit eskaliert.

Dies führt auf Dauer dazu, dass Selbstzweifel wachsen und das Selbstbewusstsein schrumpft.

Ursache 4: Traumata

Traumata aus der frühsten Kindheit sowie die damit verbundenen Einstellungen gelten als größte psychosoziale Ursache für Depressionen.

Durch Verluste in der Kindheit, Ablehnung durch die Eltern, fehlende Bezugspersonen und Vertrauensbrüche, die schlimmstenfalls allesamt nie aufgearbeitet wurden, kommt es zu Auffälligkeiten in der Psyche und Mentalität des Menschen.

So leiden vor allem traumatisierte Personen, die ihre Probleme und Ereignisse, die ihnen widerfahren sind, nie aufgearbeitet haben, an Minderwertigkeitskomplexen oder einem verminderten Selbstwertgefühl, was durch das abweisende Verhalten der eigenen Eltern, Verluste oder fehlendes Vertrauen begründet ist.

Und dies bildet langfristig einen optimalen Nährboden für Depressionen.

Ursache 5: Drogen und Alkohol

Ja, auch Drogen und Alkohol können eine Depression verursachen. Dabei besonders interessant: Drogen, primär die psychoaktiven Substanzen, setzt man auch zur Behandlung von Depressionen ein!

Drogen und Alkohol sind oft die Ursachen für leichte depressive Episoden, wenn sie denn als Auslöser wirken. Häufig kommt es nach der Einnahme von Kokain, Speed oder Ecstasy bei den Konsumenten zu einem Stimmungsabfall nach dem Rausch, der deutlich depressive Züge annehmen kann.

Oftmals dienen Drogen und Alkohol depressiv Erkrankten aber auch gewissermaßen als Ausgleich. Mithilfe dieser Substanzen gelingt es den Erkrankten, zumindest für einen gewissen Zeitraum, die Symptome zu überdecken.

Neurobiologie und biochemische Prozesse im Gehirn

Ist von Depressionen die Rede, muss man auch einen kurzen Blick auf die Neurobiologie und Biochemie unseres Gehirns werfen. Auslöser für psychische Erkrankungen, so auch für Depressionen, können nämlich auch Ungleichgewichte bestimmter Botenstoffe sein – also ein Ungleichgewicht in den biochemischen Prozessen im menschlichen Körper.

Herrscht beispielsweise ein Mangel an Dopamin im Körper vor (Dopamin ist umgangssprachlich als das „Glückshormon" bekannt), kommt es zu Depressionen, Parkinson und Angststörungen. Haben wir zu viel Dopamin in unserem Körper, leiden wir an Schizophrenie.

Ein Überschuss an Serotonin, dem zweiten „Glückshormon", lässt uns verliebt sein, hat also eine schöne Wirkung auf uns. Ein Mangel kann, genauso wie Dopamin, zu einer Depression führen.

Oxytocin, das „Kuschelhormon", durch das wir das Gefühl des Vertrauens bekommen, führt bei einem Mangel zu Einsamkeit.

Und ein Überschuss der Stresshormone Noradrenalin und Adrenalin bringt den Menschen ins Schwitzen, bewirkt Angst und Panikattacken.

Biochemische sowie psychosoziale Ursachen gehen bei einer depressiven Erkrankung Hand in Hand und begünstigen einander. Dementsprechend wichtig ist es, dass Sie sich mit Ihrem Arzt zusammensetzen und eine entsprechende Medikation ausarbeiten. Denn: Antidepressiva wirken sich auf die Botenstoffe in unserem biochemischen System aus und lindern somit die Symptome zumindest ein wenig.

(Näheres über die Wirkung von Antidepressiva erfahren Sie in Kapitel 3.)

Zusammenfassung

- Die Ursachen und Auslöser für Depressionen sind vielfältig.
- Eine Depression lässt sich als Medaille mit zwei Seiten darstellen: Auf der einen Seite gibt es die psychosozialen Ursachen, auf der anderen Seite die neurobiologischen Aspekte – beide Seiten gehen Hand in Hand.
- Oft verursachen Schicksalsschläge, die nicht richtig verarbeitet wurden und die Seele bis heute belasten, den Ausbruch einer depressiven Episode.
- Häufig sind depressiv Erkrankte sehr sensibel. Daher sind sie emotional nicht so stabil wie andere Menschen und nehmen sich Gesagtes mehr zu Herzen.
- Harmonie kommt bei depressiv Erkrankten ein sehr hoher Stellenwert zu. Die Betroffenen geben bei Streits oft klein bei, was das Selbstwertgefühl auf Dauer schrumpfen lässt.
- Zudem begünstigen nicht verarbeitete Traumata die Entstehung einer Depression.
- Drogen und Alkohol sind zwar für einen Moment für den Betroffenen hilfreich und verdrängen die Symptome einer depressiven Phase, begünstigen aber auf Dauer eine depressive Erkrankung.
- Neben den psychosozialen Aspekten, gibt es zudem biochemische Prozesse, die während einer depressiven Phase ins Ungleichgewicht geraten und einige Symptome hervorrufen können.

1.3.2 Eine Depression kann schwerwiegende Folgen haben

Bleibt eine Depression lange unbehandelt, kann es zu suizidalen Gedanken und Taten kommen. Dementsprechend wichtig ist die Suizidprävention.

Leiden Sie oder Menschen, die Ihnen nahe stehen, unter suizidalen Gedanken, dann wenden Sie sich an die Telefonseelsorge oder empfehlen Sie diese weiter. Die Telefonseelsorge ist rund um die Uhr erreichbar und kann Ihnen eine kompetente Hilfe sein. Die Telefonnummern im deutschsprachigen Raum lauten wie folgt:

0800 1110111

Für Österreich lautet die Telefonnummer:

142

Für die Schweiz:

143

Kritische Ereignisse, die, neben einer chronischen Depression, suizidalen Gedanken Vorschub leisten können:

- Verlust des Partners
- Schulden
- Konflikte mit wichtigen Personen
- Arbeitslosigkeit
- Chronische oder unheilbare Erkrankungen beziehungsweise auch deren Diagnose

Solche oder andere Ereignisse können uns an den Rand der Verzweiflung bringen. Doch es gibt immer einen Ausweg. Suchen Sie sich oder den Ihnen nahestehenden Personen Hilfe. Es ist wichtig, ein Netz der Versorgung für depressiv erkrankte Personen auszubauen. So sind die Sinne der Angehörigen oder des Umfelds geschärft und eine Ankündigung oder eine Gefährdung für suizidale Handlungen kann besser und schneller erkannt werden.

Haben Sie das Gefühl, jemand in Ihrem Umfeld könnte suizidgefährdet sein? Dann achten Sie verstärkt auf folgende Alarmzeichen:

- **Hoffnungslosigkeit**
  Betroffene, die unter großer Hoffnungslosigkeit leiden, greifen oftmals unbewusst zu Wendungen wie „Es hat doch alles gar keinen Sinn mehr!", „Irgendwann muss auch mal Schluss sein!", „Es muss etwas passieren!" oder sie machen ihrer Hoffnungslosigkeit anderweitig Luft. „Ich kann nicht mehr!" ist die wohl eindeutigste Aussage in diesem Zusammenhang.

  Teilweise neigen Betroffene auch zu unüberlegten Handlungen: Wenn sie sich selbst aufgegeben haben, kommt es zu selbstgefährdendem Verhalten wie einem rasanten Fahrstil beim Autofahren, Unachtsamkeit oder Gedankenlosigkeit.

- **Suiziddrohungen und Ankündigungen einer suizidalen Handlung**
  Der Mythos „Menschen, die Selbstmord ankündigen oder damit drohen, tun es nicht!" ist generell falsch. Allein die Ankündigung eines Suizids oder einer suizidalen Handlung sollte stets ernst genommen werden – es ist nämlich ein deutliches Zeichen schwerer Depression und großer Probleme.

  Suizidankündigungen und Drohungen sind der eindeutigste Hinweis auf einen folgenden Suizid. Achten Sie auf solche, um Ihre Lieben vor sich selbst und auch um sich vor dem Verlust eines bedeutenden, geliebten Menschen zu schützen.

- **Abschied nehmen und das Ordnen von Angelegenheiten**
  Vielen Menschen ist es ein Bedürfnis, sich vor ihrem Ableben bei ihnen wichtigen Personen zu verabschieden. Haben Sie das Gefühl, dass es einem Menschen in Ihrem Umfeld nicht gut geht und er eventuell suizidgefährdet sein könnte? Dann achten Sie unbedingt auf Anzeichen wie besonders

innige Verabschiedungen, vielleicht auch mit anderen Floskeln als das gewöhnliche „Mach's gut!" oder „Bis bald!".

Vielen Gefährdeten oder Personen, die ihren Suizid bereits geplant haben, ist es außerdem äußerst wichtig, zu wissen, was mit ihrem Nachlass passiert. Ein Anzeichen hierfür kann beispielsweise das Verschenken besonderer Wertgegenstände sein.

- **Verändertes Verhalten**
  Viele Suizidgefährdete, insbesondere wenn sie fest entschlossen sind, verhalten sich deutlich ruhiger und gefasster als zuvor. Ihre Verzweiflung nimmt ab, denn durch ihr gewähltes Vorhaben scheinen sie einen Ausweg aus ihrer aussichtslosen Situation gefunden zu haben.

  Das Problem daran ist, dass das Umfeld diese Veränderung oftmals als gutes Zeichen erachtet und das ruhige, gefasste Verhalten des Betroffenen als scheinbare Besserung der Gesamtsituation auffasst.

Der wichtigste Punkt im Umgang mit einem suizidgefährdeten Menschen ist, dass Sie ihm immer wieder aufzeigen, dass er nicht allein ist. Machen Sie demjenigen wiederholt klar, dass Sie für ihn da sind, er oder sie mit Ihnen sprechen kann.

Wenn Sie den dringenden Verdacht haben, dass die Person Suizid begehen möchte, sprechen Sie sie darauf an. Oft ist es für diese Menschen keine Provokation, sondern eine Art Entlastung, mit jemandem über eigene Probleme, die Scham- und Schuldgefühle sprechen zu können. Sollte die Person sich Ihnen nicht anvertrauen wollen, weisen Sie auf die bereits genannte telefonische Seelsorge hin, die rund um die Uhr erreichbar ist.

Zusammenfassung

- Anzeichen für suizidale Gedanken oder einen möglicherweise bevorstehenden Suizid einer anderen Person:
  - › enorme Hoffnungslosigkeit und Verzweiflung, Ausweglosigkeit
  - › Suiziddrohungen und Ankündigungen suizidaler Handlungen
  - › Abschied nehmen
  - › Ordnen von Angelegenheiten, Verschenken von wichtigen Gegenständen an nahestehende Personen
  - › Testament aufsetzen
  - › positiv verändertes Verhalten (weil der Betroffene endlich einen Ausweg aus seinen Problemen gefunden hat)
- Sollten Sie jemals bemerken, dass jemand in Ihrem Umfeld akut suizidgefährdet ist, zögern Sie nicht, Hilfe zu holen!
- Ein Suizid ist eine Handlung, die aus größter Verzweiflung heraus entsteht.
- Die Telefonnummer der Telefonseelsorge ist rund um die Uhr erreichbar und lautet wie folgt: **0800 1110111** (Österreich: **142**, Schweiz: **143**)

1.4 Der Unterschied zwischen akuten und chronischen Depressionen

Eine unipolare Depression lässt sich in verschiedene Typen unterteilen. Die großen Überkategorien sind hier die akute und die chronische Depression. Diese beiden Formen werden wir im folgenden Teil genauer unter die Lupe nehmen.

Akute Depression

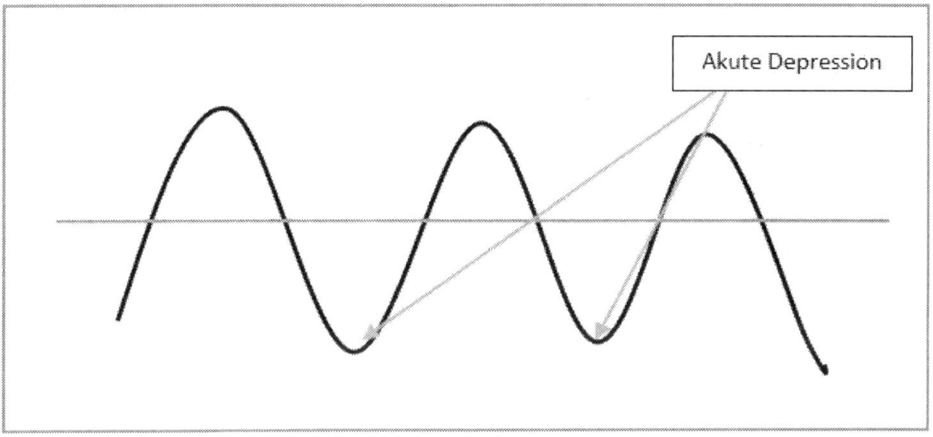

Wie das Wort „akut“ bereits verdeutlicht, sind akute Depressionen die Form der Depression, in der die Symptome plötzlich und unvermittelt ausbrechen oder sich bemerkbar machen. Oft kommen diese schnell und heftig und verlaufen auch dementsprechend stark.

Eine akute Depression ist eine plötzlich auftretende depressive Episode. Dabei spielt es keine Rolle, ob es sich um das erstmalige oder das wiederholte Auftreten handelt. Lässt man eine akute Phase der Depression behandeln, dauert es etwa vier bis acht Wochen, bis sich die Symptome deutlich bessern oder sogar gänzlich verschwinden.

Wie im vorherigen Kapitel erklärt, können akute Episoden in unterschiedlichen Schweregraden auftreten. Je nachdem, wie schwer die jeweilige Phase ist, bestehen unterschiedliche Behandlungsmöglichkeiten. (Eine ausführliche

Erklärung der Behandlungsmöglichkeiten akuter Depressionen bietet Kapitel 3.2.1. *„Goldene Wege, um akute Depressionen zu bekämpfen"*.)

Generell gilt: Eine akute Depression kann, je nach Schweregrad, ambulant oder stationär behandelt werden. Bei schweren Episoden mit psychotischen Symptomen ist es jedoch meist unumgänglich, zu einer stationären Therapie zu raten. Bei einer leichten Symptomatik hingegen kann man mit einfachen Hilfestellungen viel bewirken oder im Zweifelsfall auch medikamentös therapieren.

Bitte sprechen Sie sich diesbezüglich aber stets mit Ihrem behandelnden Arzt ab!

Chronische Depression

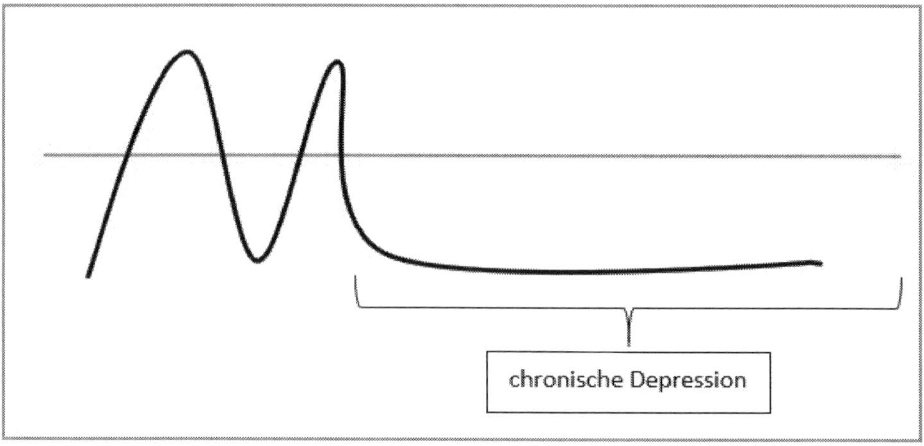

Im Gegensatz zu einer akuten Depression treten bei einer chronischen depressiven Erkrankung die Symptome nicht plötzlich auf. Damit eine chronische Depression diagnostiziert wird, müssen die Symptome, die jenen einer akuten Depression ähneln, mindestens zwei Jahre bestehen und davon über die Hälfte der Zeit **für die Betroffenen spürbar gewesen sein.**

Der Fachbegriff für eine chronische Depression lautet „Dysthymie" – abgeleitet von dem altgriechischen Wort dysthymós, was frei übersetzt so viel wie missmutig bedeutet.

Das Erscheinungsbild einer chronischen Depression ist schwer zu beschreiben – das gelingt selbst Betroffenen meist nicht. Eine Dysthymie ist zwar eine sehr lang andauernde Erkrankung, aber auch eine in ihren Symptomen stark abgeschwächte Form der Depression.

So ähneln die Symptome, unter denen Betroffene leiden, zwar jenen der akuten Depression und der akuten Phase, allerdings sind diese deutlich milder. Oft wird eine chronische Depression als „das Gefühl, jahrelang traurig zu sein" beschrieben.

Im direkten Vergleich mit der akuten Depression (und auch mit der bipolaren Störung) fehlen bei der Dysthymie die Phasen, in denen die Erkrankten sich uneingeschränkt und gut fühlen oder zu Überaktivität neigen (Manie/Hypomanie).

Die am meisten vorkommenden Symptome der Betroffenen sind:

- lang anhaltende, teilweise grundlose und unerklärliche Traurigkeit
- Einschränkung der Leistungsfähigkeit
- Angst
- Antriebslosigkeit
- lang andauernde und/oder immer wiederkehrende Schlafstörungen
- das Gefühl von Hilflosigkeit
- Appetitlosigkeit oder sehr viel Appetit

Ein weiterer Unterschied zwischen der Dysthymie sowie der akuten Depression: Während Betroffene bei einer akuten Depression oft davon sprechen, dass die Krankheit sie verändert hat und sie früher anders agiert und gelebt haben, können an Dysthymie Erkrankte den Zeitpunkt des Krankheitsbeginns nicht benennen und sagen teilweise, dass sie schon immer so waren.

Viele Betroffene tragen in der Öffentlichkeit, im Umgang mit Freunden oder Familie oder auch am Arbeitsplatz eine Art Maske, die die wahren Gefühle, die Traurigkeit und innere Leere verschleiert. Nach außen wirken die Betroffenen oftmals sehr fröhlich, lachen viel und sind laut.

Bis die Diagnose einer chronischen Depression gestellt wird, vergeht häufig sehr viel Zeit. Die **Ärztinnen und Ärzte** wissen oft aufgrund der unspezifischen Symptome und Ratlosigkeit der Patienten nämlich nicht, wo sie die Krankheit einordnen sollen.

Der Code in der ICD für eine Dysthymie – dort als Dysthymia bezeichnet – ist übrigens F34.1.

Hinsichtlich der Heilung einer chronischen Depression gilt: Je eher die Dysthymie erkannt und diagnostiziert wird, desto höher sind die Chancen, dass Betroffene wieder komplett geheilt werden können. Generell gelten ähnliche Therapieansätze wie für die akute Depression.

(Mehr Informationen über die Behandlung von Depressionen finden Sie in Kapitel 3.2.2. *„Die besten Strategien, um chronische Depressionen zu besiegen"*.)

Bipolare Störung

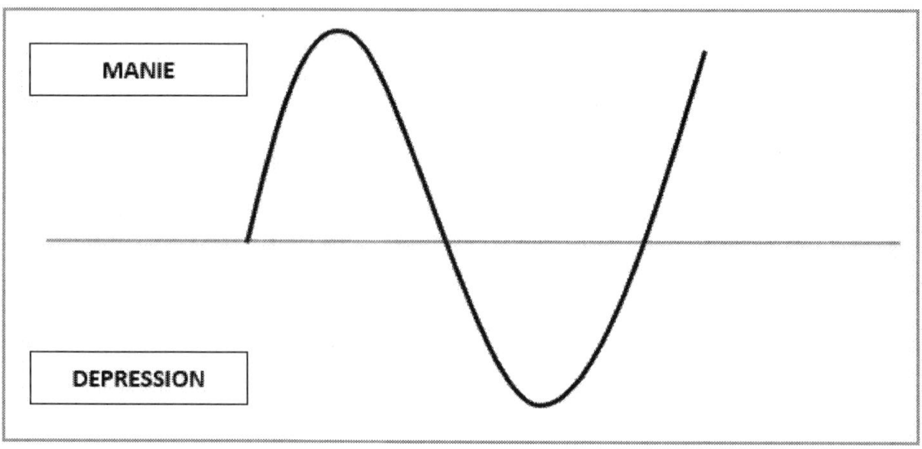

Neben den Formen der unipolaren Depression, die am bekanntesten sind, gibt es weitere Formen depressiver Erkrankungen: beispielsweise die bipolare Depression oder bipolare Störung.

Im Volksmund ist die bipolare Störung unter der Bezeichnung der manischen Depression bekannt. Bei diesem Krankheitsbild leiden die Betroffenen unter dem phasischen Wechsel von Manie und Depression.

Das Wort Manie wurde aus dem Altgriechischen abgeleitet und bedeutet ins Deutsche übersetzt „Raserei" oder „Wahnsinn". Im medizinischen und psychologischen Sprachgebrauch bezeichnet eine Manie jene Phase, in der dic Stimmung und auch die Aktivität, der Antrieb des Betroffenen überdurchschnittlich hoch sind und deutlich über der Norm liegen.

Somit stellt die Manie das absolute Gegenteil zur Depression dar.

Bipolare Störungen äußern sich durch plötzliche Stimmungsschwankungen der Betroffenen von Hyperaktivität, übersteigerter Euphorie und auch Gereiztheit hin zu gedrückter Stimmung, Antriebslosigkeit und einem Gefühl tiefer Traurigkeit. Die Schwankungen sind unabhängig vom Alltag und normalen Leben und bedürfen keines **äußeren Auslöser**s.

Eine bipolare Störung ist, wie die Dysthymie, eine chronische Erkrankung. Sie tritt nicht so oft auf wie die unipolare Depression – es wird damit gerechnet, dass etwa ein bis drei Prozent der Bevölkerung betroffen sind.

Die Therapiemaßnahmen bei einer bipolaren Störung sind breit gefächert und ähneln jenen bei einer unipolaren Depression. Oftmals greifen Therapeuten zu einer Mischung aus medikamentöser Therapie und Psychotherapie.

Zusammenfassung

- Es gibt **verschiedene Formen** der Depression.
- Die zwei größten Formen der **unipolaren Depression** sind die **akute** und die **chronische** Depression.
  - › Eine **akute Depression** ist eine **depressive Episode,** in der die klassisch **depressiven Symptome stark ausgeprägt** sind und **sich heftig auf das Leben des Betroffenen auswirken.**
  - › Eine **chronische Depression** (fachsprachlich auch **Dysthymie** oder **Dysthymia**) wird im Volksmund als **„jahrelange Traurigkeit“** beschrieben.
  - › Eine chronische Depression besteht über **einen Zeitraum von mindestens zwei Jahren,** in welchem die **klassischen Symptome** einer Depression in **abgeschwächter** Form auftreten, den Betroffenen aber dennoch **stark im alltäglichen Leben beeinflussen.**
- Die zweite Form der Depression ist eine **bipolare Depression.**
  - › Bei einer bipolaren Störung kommt es zu **sich abwechselnden manischen und depressiven Episoden.**
  - › Während einer **depressiven Episode** erleben Betroffene **stark ausgeprägte,** klassische Symptome einer **Depression.** In der **manischen Phase** erleben Erkrankte **genau gegenteilige Symptome** wie **Hyperaktivität und Gereiztheit.**

2. Elementare Anzeichen einer Depression

2.1 Warum es wichtig ist, die Anzeichen einer Depression frühzeitig zu erkennen.

Das Thema frühzeitige Erkennung einer Krankheit spielt in der Medizin generell eine sehr große Rolle. Denn in Bezug auf jedes Krankheitsbild gilt: Je eher die Diagnose steht, desto eher kann man mit der Medikation und Therapie beginnen.

Und die Heilungschancen bei frühzeitig erkannten Erkrankungen liegen deutlich höher als bei einer spät erkannten Erkrankung.

Dasselbe gilt auch für Depressionen. Je eher die depressive Erkrankung diagnostiziert wird, desto eher können Sie eine Therapie beginnen und desto besser stehen Ihre Chancen, wieder komplett gesund zu werden.

Klingt doch alles ganz einfach, werden Sie jetzt vielleicht denken – aber das ist es nicht. Zum einem ist es nicht immer leicht, die Diagnose Depression zu erhalten. Oft dauert es einige Zeit, bis die Ärzte wissen, woran die Patienten wirklich leiden. Zudem sind viele Psychotherapeuten derart über- und ausgelastet, dass viele keine akut Depressiven aufnehmen können.

Außerdem erschwert ein zweiter Punkt die Frühdiagnose Depression maßgeblich: die Betroffenen selbst.

Angesichts des vorurteilbelasteten Bilds der Depression, das in der Gesellschaft vorherrscht, wollen sich die meisten Betroffenen nicht eingestehen, dass sie ernsthaft krank sind und Hilfe brauchen. Hinzu kommt, dass auch die Psychotherapie als solche vorurteilsbelastet ist.

Es ist das simple Gefühl des Unwohlseins, der Scham, das Betroffene oft davon abhält, sich Hilfe zu suchen.

Psychotherapie ist doch nur etwas für Menschen, die einen Knall haben, für „Verrückte". Davon abgesehen, sind Psychotherapeuten doch selbst merkwürdige Menschen mit verschobenen Ansichten. Viele haben auch Angst von Psychotherapeuten manipuliert oder in ihrem Wesen verändert zu werden.

Kommen Ihnen diese Aussagen bekannt vor?

Mein Appell an Sie ist deutlich: Lassen Sie sich bitte nicht von diesen Vorurteilen abhalten, wenn Sie an einer Depression leiden! Falls es Ihnen schlecht geht, Sie sich in den im ersten Kapitel geschilderten Symptomen wiedererkennen, dann suchen Sie sich bitte umgehend Hilfe!

Die genannten Vorurteile führen häufig dazu, dass es bis zur Diagnose einer Depression ungefähr drei Jahre dauert – drei Jahre, die ohne Behandlung verstreichen, weil Betroffene ihre Symptome herunterspielen, um nicht schwach zu erscheinen und in die Gesellschaft hineinzupassen.

Eine Therapie ist kein Grund, sich zu schämen. Sie würden staunen, wie viele Menschen sich tatsächlich in psychologischer Behandlung befinden.

Doch nicht nur die Scham spielt eine Rolle, ebenso das Missdeuten der eigenen Symptome. Oft halten Betroffene die anfänglichen Symptome, wie schlechte Laune, schlechten Schlaf oder Gereiztheit für Symptome einer Überarbeitung oder einfach einer schlechten Phase im Leben.

Der Schweregrad der Symptome wird unterschätzt und falsch gedeutet. Oftmals stellen sich die Betroffenen auch selbst die Frage, ob sie einfach nur schlecht drauf oder wirklich depressiv sind. Nur können sie das nicht wirklich beantworten. Es kann dazu kommen, dass der Beginn der depressiven Erkrankung verschwimmt und es für die Erkrankten wirklich nicht ersichtlich ist, ob man einfach nur schlechte Stimmung oder wirklich eine Depression hat.

Als Faustregel gilt: Sobald die Symptome bei Ihnen länger als zwei Wochen andauern und nicht von allein verschwinden oder abebben, sollten Sie sich Hilfe und Rat bei einem Fachkundigen suchen.

Und wenn es sich wirklich nur um eine Verstimmung handelt, können Sie sich später nicht vorwerfen, untätig geblieben zu sein, falls Sie doch eine Depression gehabt hätten.

Wie erwähnt, kann die frühzeitige Erkennung der Depression zu deutlich besseren Ergebnissen in der Therapie führen und Sie zu rascher Besserung und kompletter Heilung bringen. Das sollte doch das Ziel für jeden sein, oder?

Was aber passiert, wenn eine Depression nicht beizeiten diagnostiziert wird oder man es selbst nicht rechtzeitig akzeptiert, dass man erkrankt ist? Oder wenn man überhaupt keine Diagnose erhält? Vermutet wird, dass wahrscheinlich nur jede zweite Depression überhaupt erkannt wird.

Was in diesen Fällen geschieht, ist relativ einfach zu erklären: Die Depression verläuft wie eine Art Abwärtsspirale. Wird eine Depression nicht erkannt, werden Sie als Betroffener immer tiefer in die Depression rutschen. Die Symptome werden sich verstärken und Sie immer mehr im alltäglichen Leben beeinträchtigen.

Was als Verstimmung und Schlafstörungen anfängt, kann unbehandelt zu Lethargie oder gar Apathie führen. Für viele wird dann schon das Aufstehen am Morgen zum reinen Kraftakt, manche vernachlässigen irgendwann die eigene Körperhygiene. Eine unbehandelte Depression kann so zu Jobverlust und sozialer Isolation führen, ein normales Leben ist irgendwann nicht mehr möglich.

Deshalb kann ich es nicht oft genug sagen: Falls Sie an den erwähnten Symptomen leiden, müssen Sie sich Hilfe suchen.

Wenn Sie die Diagnose einer Depression erhalten und es selbst akzeptiert haben, kann es durchaus passieren, dass Sie scheinbar tiefer in Ihre Krankheit hineinrutschen. Denn natürlich fühlt sich der Gedanke, psychisch krank zu sein, das vielleicht schon sein Leben lang in sich zu tragen und es plötzlich nicht mehr kontrollieren zu können, überhaupt nicht gut an.

Aber durch eine Therapie lernen Sie sich selbst besser kennen und ihre positiven Eigenschaften schätzen. Außerdem packen Sie das Problem an der Wurzel und können, bei einer frühen Diagnose, die Depression bereits im Keim ersticken.

Eine frühe Diagnose bedeutet immer eine bessere, schnellere und wirkungsvollere Therapie. Tatsächlich kann sich aus einer unerkannten oder nicht therapierten akuten Depression eine chronische oder gar therapieresistente Depression entwickeln.

Zusammenfassung

- **Frühzeitige Diagnosen** können maßgeblich zur **Heilung beitragen**.
- **Allgemein gilt**: Eine **frühzeitige Diagnose** bedeutet eine **wirksamere, schnellere und bessere Heilung.**
- Neben der **Schwierigkeit**, eine **Depression zu diagnostizieren**, fällt es vielen **Betroffenen schwer**, die **Krankheit zu akzeptieren**, was eine **frühzeitige Diagnose und Therapie zusätzlich erschwert.**
- Wird eine **Depression nicht diagnostiziert oder akzeptiert**, kann dies die **Heilungschancen mindern**.
- **Unbehandelte und unerkannte Depressionen** führen zu einer Art **Abwärtsspirale**.
- Eine **Therapie ist kein Grund, sich zu schämen**, sondern ein **Grund, stolz auf sich und seine Stärke zu sein.**

2.2 Absolvieren Sie diesen 1-Minuten-Test, um herauszufinden, ob Sie die frühen Anzeichen einer Depression erkennen

Zum Screening der Früherkennung einer Depression bestehen unterschiedliche Möglichkeiten. Eine gute Möglichkeit, mit der Sie selbst sofort beginnen können, bietet ein sogenanntes Stimmungstagebuch. Hierzu nehmen Sie einfach ein Notizbuch zur Hand und dokumentieren Ihre Stimmung dreimal am Tag. Über zwei Wochen hinweg erkennen Sie dann, ob Sie sich sehr oft niedergeschlagen und traurig gefühlt haben und können sich gegebenenfalls Hilfe suchen.

Heute gibt es außerdem viele Apps, die diese Funktion beinhalten – beispielsweise die App Moodpath, die Ihnen nach zweiwöchiger Dokumentation der Stimmung direkt eine Diagnose und Tipps liefert.

Eine weitere Screening-Möglichkeit habe ich Ihnen im Folgenden aufgeschlüsselt, mit der Sie innerhalb nur einer Minute herausfinden können, ob Sie in einer depressiven Episode stecken und Hilfe brauchen.

WHO-5[1]

Der WHO-5 (WHO Five Well-Being Index) ist eine Möglichkeit, mit fünf kurzen Fragen Ihr Wohlbefinden zu ermitteln. Sie haben bei jeder Frage sechs Auswahlmöglichkeiten (von immer bis nie), für die es unterschiedliche Punkte gibt (immer = 5; nie = 0). Beantworten Sie die Fragen ehrlich und notieren Sie sich die jeweiligen Punktzahlen.

---

1 | Psychiatric Research Unit, WHO Collaborating Center for Mental Health, Frederiksborg General Hospital, DK-3400 Hillerød

In den letzten zwei Wochen…	Immer (5)	Meistens (4)	Oft (3)	Manch-mal (2)	Selten (1)	gar nicht (0)
… habe ich mich glücklich und gut gefühlt.						
… habe ich mich ruhig und ausgeglichen gefühlt.						
… habe ich mich aktiv und energiegeladen gefühlt.						
… bin ich am Morgen aufgewacht und habe mich ausgeruht und frisch gefühlt.						
… war ich mit Dingen beschäftigt, die mich interessieren.						

Auswertung: Wenn Sie alle Fragen ehrlich beantworten und die erreichten Punkte zusammenrechnen, werden Sie eine Zahl zwischen 0 und 25 erhalten.

Dabei ist das Ergebnis 0 das schlechteste, das Sie erreichen können, und verdeutlicht, dass es Ihnen enorm schlecht geht. Ein Ergebnis von 25 Punkten hingegen zeigt, dass es Ihnen sehr gut geht und Sie keine Sorge haben müssen, derzeit an einer Depression zu leiden.

Bei bis zu 13 erreichten Punkten leiden Sie mit hoher Wahrscheinlichkeit an einer Depression und sollten sich Hilfe suchen und/oder mit Ihrem Hausarzt Rücksprache halten.

Bei solchen Tests ist es sehr wichtig, ehrlich zu sein, da Lügen das Ergebnis verfälschen kann.

Frühwarnzeichen

Hand aufs Herz: Würden Sie bereits anhand einiger Frühwarnzeichen erkennen, ob eine Depression vorliegt beziehungsweise ob Ihr Angehöriger, Freund oder Arbeitskollege gefährdet ist, an einer Depression zu erkranken?

Wenn Sie das denken, dann versuchen Sie doch, im nachfolgenden Test die Symptome einer bereits ausgeprägten Depression von den Frühwarnzeichen zu differenzieren. Das Vorgehen dabei ist ganz einfach: Nachfolgend sind einige

Symptome entweder einer bereits ausgeprägten Depression oder Frühwarnzeichen aufgelistet – die nebenstehenden Antwortmöglichkeiten geben Ihnen die Auswahl zwischen „Frühwarnzeichen“ und „kein Frühwarnzeichen“.

Symptom?	✓	✗
Tagesmüdigkeit, Energielosigkeit, Erschöpfung		
Erhöhter Blutdruck, verschnellerter Puls		
Veränderungen im sexuellen Interesse: vermehrtes Lustempfinden		
Verminderte Belastbarkeit, Konzentrationsschwierigkeiten		
Panik, Angst		
Reizbarkeit		
Gefühl, dass Mitmenschen schlecht über einen sprechen		

Auflösung:

- Tagesmüdigkeit ist eines der Frühwarnzeichen für eine Depression, genauso wie Energielosigkeit und Erschöpfung. Gleichzeitig sind es auch Symptome einer akuten Depression – also ist es gleich zweimal so wichtig, auf diese Anzeichen zu achten!
- Erhöhter Blutdruck ist kein Zeichen einer nahenden Depression, genauso wenig wie verschnellerter Puls. Allerdings kann es in einer depressiven Episode mitunter zu einem schnelleren Puls kommen. Ein Frühwarnzeichen ist es aber nicht.
- Während einer depressiven Episode verändert sich das sexuelle Interesse durchaus. Das Frühwarnzeichen und auch das klassische Symptom ist allerdings nicht das vermehrte Lustempfinden, sondern ein deutlich gemindertes. In einer schweren depressiven Episode kann dieses verminderte Lustempfinden bis zur Asexualität führen.

- Verminderte Belastbarkeit und Konzentrationsschwierigkeiten sind eindeutig Frühwarnzeichen für eine sich anbahnende Depression! Die Depression ist eine Krankheit der Psyche. Daher klagen viele depressiv Erkrankte darüber, dass das Denken allgemein schwerfällt und die Konzentration deutlich nachlässt.
- Panik und Angst haben zwar mit einer Depression zu tun, sind allerdings keine Frühwarnzeichen. Ein solches ist hingegen Nervosität. Meist leiden von einer schweren Depression Betroffene unter Ängsten und Panikattacken.
- Reizbarkeit ist ein Frühwarnzeichen für eine Depression. Vor allem Männer neigen bei einer beginnenden Depression zu deutlicher Reizbarkeit, Aggressivität und selbstgefährdendem Verhalten.
- Und auch das Gefühl, dass die Mitmenschen schlecht über einen sprechen, obwohl das vielleicht gar nicht zutrifft, ist ein Frühwarnzeichen für eine Depression. Dieses Symptom geht mit Selbstzweifeln sowie gemindertem Selbstwertgefühl einher.

3. Sind Sie depressiv?

3.1 Ein Selbsttest zur Einschätzung einer depressiven Erkrankung

Mit folgenden Selbsttests lässt sich feststellen, ob Sie an einer Depression leiden könnten.

Bitte beachten Sie, dass die Fragebögen auf Ihrer Selbstwahrnehmung und Ihren Selbstauskünften beruhen. Für eine richtige Diagnose ist es dringend notwendig, dass Sie ein Gespräch mit Ihrem Hausarzt oder einem Psychologen führen.

A) Depression-Selbsttests

Haben Sie das Gefühl, dass derzeit mit Ihnen etwas nicht stimmt? Haben Sie eventuell den Verdacht, dass Sie an einer Depression leiden oder in einer depressiven Phase stecken? Beantworten Sie folgende Fragen, um es herauszufinden!

Der PHQ-9 (Patient Health Questionnaire-9, Fragebogen zur Feststellung der Gesundheit des Patienten) ist dem im vorherigen Kapitel vorgestellten WHO-5 sehr ähnlich – wobei es bei jeder Frage hier nur Antwortmöglichkeiten (von nie bis jeden Tag) mit jeweiligen Punktzahlen (nie = 0; jeden Tag = 3) gibt. Beantworten Sie die Fragen, wie beim Fragebogen zuvor, ehrlich und notieren Sie sich die Punkte.

Dieser Test wurde dafür entwickelt, den Schweregrad einer Depression zu ermitteln.

PHQ-9[2]

Wie oft fühlten Sie sich im Verlauf der letzten 2 Wochen durch die folgenden Beschwerden beeinträchtigt?	Überhaupt nicht (0)	An einzelnen Tagen (1)	An mehr als der Hälfte der Tage (2)	Beinahe jeden Tag (3)
Wenig Interesse oder Freude an Ihren Tätigkeiten				
Niedergeschlagenheit, Schwermut oder Hoffnungslosigkeit				
Schwierigkeiten ein- oder durchzuschlafen oder vermehrter Schlaf				
Müdigkeit oder Gefühl, keine Energie zu haben				
Verminderter Appetit oder übermäßiges Bedürfnis zu essen				
Schlechte Meinung von sich selbst; Gefühl, ein Versager zu sein oder die Familie enttäuscht zu haben				
Schwierigkeiten, sich auf etwas zu konzentrieren, z.B. beim Zeitunglesen oder Fernsehen				
Waren Ihre Bewegungen oder Ihre Sprache so verlangsamt, dass es auch anderen auffallen würde? Oder waren Sie im Gegenteil „zappelig" oder ruhelos und hatten dadurch einen stärkeren Bewegungsdrang als sonst?				
Gedanken, dass Sie lieber tot wären oder sich Leid zufügen möchten				

2 | Deutsche Übersetzung und Validierung des „Brief Patient Health Questionnaire (Brief PHQ)" durch B. Löwe, S. Zipfel und W. Herzog, Medizinische Universitätsklinik Heidelberg. (Englische Originalversion: Spitzer, Kroenke & Williams, 1999)

Die Auswertung des PHQ-9 Tests finden Sie im nächsten Kapitel.

Suchen Sie nach einem weiteren Depression-Selbsttest? Dann halte ich hier eine zweite Möglichkeit für Sie bereit.

Dieser Test weist deutlich mehr Fragen auf als der PHQ-9 Test, insgesamt nämlich 20, und geht mehr auf einzelne Symptome ein. So lässt sich noch ein wenig genauer bestimmen, ob Sie an einer Depression leiden könnten. Dieser Test wurde von dem Psychiater William W. K. Zung entwickelt.[3]

Wie bei den anderen Tests gilt, dass Sie die Fragen ehrlich beantworten müssen, um ein realitätsnahes Ergebnis zu erhalten. Wieder können Sie Punkte vergeben, je nachdem wie häufig das jeweilige Symptom in den letzten zwei Wochen auftrat. Dokumentieren Sie Ihre Punktzahlen und vergleichen Sie am Ende Ihre insgesamt erreichten Punkte mit der Auswertung im nächsten Kapitel.

Symptome	1	2	3	4
Ich fühle mich sehr oft traurig und niedergeschlagen.				
Wenn ich aufwache, fühle ich mich am besten.				
Ich leide unter teilweise grundlosen Weinkrämpfen, bin den Tränen nahe oder fühle mich, als müsste ich weinen.				
Ich leide unter deutlichen Schlafproblemen.				
Mein Essverhalten hat sich in der letzten Zeit nicht verändert.				
Ich empfinde immer noch sexuelles Verlangen und habe Spaß an sexuellen Aktivitäten.				
Ich nehme immer mehr ab oder im Gegenteil immer mehr zu.				
Ich leide unter Verdauungsproblemen, insbesondere an Verstopfung.				

3 | Die Depressions-Skala folgt der aus ZUNG, W.W.K.: „A Self-Rating Depression Scale“ aus Archives of General Psychiatrie (1965), Vol. 12: 63 – 70. Die deutsche Übersetzung erfolgte durch den Autor dieses Buches.

Symptome	1	2	3	4
Mein Puls ist deutlich höher als normalerweise.				
Ich fühle mich grundlos müde und erschöpft.				
Meine geistigen Fähigkeiten sind nicht eingeschränkt und ich fühle mich so klar wie immer.				
Ich habe keine Probleme damit, mich zu Dingen zu motivieren, die ich schon immer getan habe.				
Ich fühle mich innerlich ruhelos. Es fällt mir sehr schwer, still zu sitzen und ruhig zu halten.				
Hinsichtlich meiner Zukunft bin ich mir sicher, dass es mir gut gehen wird.				
Ich lasse mich schneller aus der Ruhe bringen als sonst und bin deutlich reizbarer.				
Ich habe keine Probleme damit, Entscheidungen schnell zu treffen.				
Ich merke, dass meine Mitmenschen mich brauchen und dass ich nützlich bin.				
Mein Leben ist ausgefüllt.				
Ich habe das Gefühl, dass es meinen Mitmenschen besser gehen würde, wenn ich nicht mehr am Leben wäre.				
Meine Hobbys und andere Dinge, die mir schon immer Spaß gemacht haben, interessieren mich noch immer.				

[Legende: 1 = selten; 2 = manchmal; 3 = häufig; 4 = immer]

3.2 Auswertung: Was das Ergebnis über Ihren Seelenzustand verrät

Auswertung Test a) [PHQ-9]: Bitte rechnen Sie die Punkte, die Sie erreicht haben, zusammen und vergleichen Sie dann mit folgenden Ergebnissen.

0–5 Punkte: Haben Sie bis zu fünf Punkte erzielt, müssen Sie sich keine Sorgen machen, derzeit an einer Depression zu leiden.

6–9 Punkte: Erreichen Sie zwischen sechs und zehn Punkte, ist Ihr Ergebnis nach wie vor unauffällig. Die Punkte könnten darauf hinweisen, dass Sie eventuell eine schwierige Phase durchmachen, aber bis jetzt gibt es noch keinen akuten Indikator, dass Sie an einer Depression leiden.

10–14 Punkte: Sie könnten am Beginn einer leichten depressiven Phase stehen. Wenn Ihre Symptome weiter bestehen oder sich noch deutlich verschlechtern, halten Sie bitte Rücksprache mit Ihrem Hausarzt und suchen Sie sich Hilfe.

15–19 Punkte: Die Indikatoren verweisen darauf, dass Sie in einer mittelgradigen depressiven Phase stecken. Bitte wenden Sie sich an einen Arzt und bitten Sie schnellstmöglich um eine Konsultation.

20–27 Punkte: Ihr Punktestand zeigt, dass Sie an einer schweren Depression leiden. Bitte begeben Sie sich umgehend zu Ihrem Hausarzt und suchen Sie sich Hilfe, damit Sie eine Therapie beginnen können.

Auswertung Test A) [Depressions-Skala nach Zung]: Bitte rechnen Sie alle Punkte zusammen und vergleichen Sie Ihre Endpunktzahl mit folgenden Ergebnissen.

0–44 Punkte: Der Test gibt keinen Anhaltspunkt dazu, dass Sie an einer Depression leiden. Ihre Ergebnisse befinden sich im Normalbereich. Eventuell leiden Sie an einer Verstimmung durch Überarbeitung oder Stress in Ihrem Umfeld. Versuchen Sie, sich eine Pause zu gönnen. Dann sollten Ihre eventuellen Symptome von allein abklingen. Falls dies nicht der Fall ist, kontaktieren Sie bitte sicherheitshalber Ihren Arzt.

45–59 Punkte: Ihr Testergebnis deutet darauf hin, dass Sie sich in einer leichten depressiven Episode befinden könnten. Bitte beobachten Sie sich und Ihre Symptome genau und dokumentieren Sie gegebenenfalls Ihre Stimmung und Symptome. Halten diese länger als zwei Wochen an oder verschlimmern sich drastisch, kontaktieren Sie umgehend Ihren Hausarzt oder einen Psychologen in Ihrer Nähe.

60–69 Punkte: Das Testergebnis deutet auf eine mittelschwere depressive Phase hin. Bitte dokumentieren Sie Ihre Symptome und den Zeitraum und begeben Sie sich umgehend in ärztliche und/oder therapeutische Behandlung, um Ihre Symptome in den Griff zu bekommen und Sie wieder zu heilen.

70 und mehr Punkte: Sie könnten an einer schweren Depression leiden. Bitte begeben Sie sich umgehend zu Ihrem Hausarzt oder einem Psychologen in Ihrer Nähe. Ihre Depression bedarf dringender Behandlung.

Bitte beachten Sie, dass ein Selbsttest wie hier in diesem Buch **keinen** Arzt- oder Psychologen ersetzen kann. Falls Sie tatsächlich unter den Symptomen leiden, die in den Tests beschrieben wurden, suchen Sie schnellstmöglich einen Experten auf.

3.3 Hilfe, ich bin depressiv! - Was Sie jetzt tun können.

Wenn Sie die Diagnose Depression erhalten haben, ist es am wichtigsten, sich professionelle Hilfe beim Arzt Ihres Vertrauens und auch bei Psychologen zu suchen. Allerdings kann es, vor allem angesichts des herrschenden Ärzte- oder allgemein Fachkräftemangels, passieren, dass es hier zu langen Wartezeiten kommt.

In diesem Fall gibt es einige Tipps, was man für sich selbst tun kann, bevor die Therapie beginnt. Auch hier ist es wichtig, zu erwähnen, dass diese Tipps zum einen nicht jeder Person, nicht jedem Betroffenen helfen und zum anderen nicht als komplette Therapie bei einer akuten Depression anzusehen sind.

Folgende Tipps dienen als Hilfe zur Selbsthilfe sowie zur Unterstützung beziehungsweise Überbrückung.

1. Gestehen Sie sich Ihre Krankheit ein!

Es ist typisch für depressiv Erkrankte, dass sie ihre Krankheit leugnen und sich selbst nicht eingestehen, dass sie krank sind.

Das kommt unter anderem davon, dass die Gesellschaft Depressionen falsch beurteilt und depressive – beziehungsweise allgemein psychische – Erkrankungen als Zeichen von Schwäche betrachtet. Das wiederum führt dazu, dass die Betroffenen sich schämen.

Tatsächlich ist es ein Zeichen von Stärke, eine solche Krankheit anzuerkennen und behandeln zu lassen. Vor allem die Entscheidung, sich tatsächlich Hilfe zu suchen, ist ein sehr mutiger Schritt. Lassen Sie sich nicht von der Gesellschaft beeinflussen!

2. Versuchen Sie, Ihren Tag zu strukturieren!

Wenn Sie an einer Depression erkrankt sind, befindet sich Ihr kompletter Körper in einem Ungleichgewicht: Ihr Inneres ist nicht mehr ausgeglichen, die biochemischen Prozesse in Ihrem Gehirn funktionieren nicht mehr so, wie sie sollen, und auch Sie selbst sind mit sich nicht mehr im Reinen.

Oftmals fühlen sich Betroffene auch in ihrem Alltag, in ihrem Leben beeinträchtigt und erleben eine Art Ungleichgewicht sowie einen unstrukturierten und chaotischen Tagesrhythmus.

In diesem Fall kann es Ihnen helfen, Ihren Tag zu strukturieren. Setzen Sie sich Zeiten, in denen Sie zum Beispiel essen, in denen Sie putzen, duschen, Hobbys nachgehen, vielleicht auch Freunde treffen. Erstellen Sie sich einen Plan, nach dem Sie handeln. Das hilft Ihnen, ein wenig Gleichgewicht und Ordnung in Ihren Alltag zu bringen – und kann zudem die Therapie unterstützen.

3. Verzichten Sie auf Alkohol und Drogen!

Viele Menschen, die sich am Beginn einer Depression oder in einer depressiven Phase befinden, greifen zu Alkohol und Drogen, da diese zumindest für einen gewissen Zeitraum die Symptome der Depression unterdrücken und den Erkrankten sich gut fühlen lassen.

Langfristig ist das Einnehmen von Alkohol und Drogen aber, insbesondere bei einer depressiven Erkrankung, nicht zu befürworten. Davon abgesehen, dass Drogen und Alkohol den Körper schädigen, können sowohl synthetische als auch natürliche Drogen eine Depression verstärken und die Abwärtsspirale fördern.

4. Bewegen Sie sich!

Vor allem wenn man bedenkt, dass Betroffene unter Antriebslosigkeit und schneller Ermüdung leiden, wirkt der Tipp, Sport zu machen und sich zu bewegen, vielleicht nicht sonderlich praktikabel.

Allerdings ist Sport einer der Schlüsselaspekte bezüglich der Selbsthilfe bei Depressionen. Sport kurbelt nämlich die Produktion und Ausschüttung der Botenstoffe Dopamin und Serotonin an und fördert diese im Körper durch eine bessere Durchblutung. Diese beiden Botenstoffe sind wichtig, wenn man die biochemischen Ursachen einer Depression beachtet (Näheres hierzu finden Sie in Kapitel *„2.1.1. Ursachen für Depressionen im Überblick“*).

Übrigens genügt es schon, wenn Sie täglich 30 Minuten spazieren gehen. Denn: Zum Spazieren geht man bekanntlich an die frische Luft. Außerdem können Sie bei Spaziergängen klare Gedanken fassen, sich auspowern und bei Sonnenschein das für die Laune so wichtige Vitamin D sammeln.

5. Achten Sie auf Ihre Ernährung und ausreichend Schlaf!

Die Depression wirkt sich auch auf Ihr Essverhalten aus: Sie kann zu Appetitlosigkeit und somit ungewolltem und auch ungesundem Gewichtsverlust oder zu Heißhungerattacken, vermehrtem Hungergefühl und unerwünschter Gewichtszunahme führen.

Um dem vorzubeugen, ist es wichtig, sich bewusstzumachen, was Sie essen, wann Sie essen und wie viel Sie essen. Ausgewogene Ernährung ist bei Depressionen enorm wichtig. Außerdem kann ein Nährstoffmangel im Körper, zum Beispiel durch schlechtes, ungesundes Essen, das Entstehen einer Depression begünstigen.

Gute Lebensmittel	Schlechte Lebens- und Genussmittel
Für die Herstellung der wichtigen Botenstoffe: • Sojabohnen, Mandeln, Erdnüsse • Emmentaler Käse, Hüttenkäse • Thunfisch und Forelle • Dunkler Kakao • Ei *Lebensmittel mit einem hohen Omega-3-Fettsäurengehalt für gute Stimmung:* • Fisch • Olivenöl • Walnüsse, Cashewkerne *Lebensmittel mit hohem Vitamin D-Gehalt:* • Meerestiere • Milchprodukte • Pilze *Lebensmittel für den Vitamin B6-, Vitamin B12- und Folsäurehaushalt:* • Brokkoli, grünes Blattgemüse • tierische Produkte (B12) • Weizen, Linsen, Hirse • Banane, Aprikose, Orangen • Gesunde Fette (einfache ungesättigte, z. B. Raps- und Olivenöl, Avocado, und mehrfach ungesättigte Fettsäuren, z. B. Leinöl)	• Nikotin • Alkohol • Zucker • weißes Mehl (d. h. reines Weizenmehl) • Stärke • Kokosnuss • chemisch behandeltes Obst und Gemüse • Essen aus Konserven

Ebenso wichtig wie eine ausgewogene, gesunde Ernährung ist ausreichender Schlaf. Depressionen haben einen schlechten Einfluss auf Ihren Schlaf, können zu Einschlaf- und/oder Durchschlafstörungen führen und fördern die Tagesmüdigkeit sowie die schnelle Erschöpfung.

Achten Sie auf einen ausreichenden, erholsamen und regelmäßigen Schlaf. Versuchen Sie, stets zur selben Zeit ins Bett zu gehen, vielleicht probieren Sie es mit einem Timer oder einem Wecker. Was beim Einschlafen hilft: Verzichten Sie die letzten ein bis zwei Stunden, bevor Sie schlafen gehen, auf die Nutzung heller Handy- oder Computerbildschirme.

Der Mensch braucht ungefähr sieben Stunden Schlaf, diese Zahl kann aber schwanken. Es kann gut sein, dass Sie mehr oder weniger Schlaf benötigen. Übrigens kann Müdigkeit auch dadurch begünstigt werden, dass Sie zu viel schlafen.

Und falls Sie auf Ihren Mittagsschlaf nicht verzichten wollen und können, weil Sie unter starker Tagesmüdigkeit leiden, dann versuchen Sie es doch mal mit einem Powernap von etwa 20 Minuten. Meistens bringt ein kurzer Schlaf mehr Energie als ein ausgiebiges Nickerchen.

Nach wie vor lautet die erste Regel bei einer Depression: Suchen Sie sich professionelle Hilfe und nehmen Sie diese auch an. Sie sind niemals allein und bekommen genug Unterstützung auf dem Weg, Ihre Krankheit zu besiegen.

Zusammenfassung

- Die Tipps in diesem Kapitel dienen der Hilfe zur Selbsthilfe und ersetzen keine Therapie.
- Oftmals hilft es von Depressionen Betroffenen, ihren Tag zu strukturieren. So haben Sie eine Art Plan, an den sie sich halten können und der sie durch den Tag leitet.
- Alkohol und Drogen helfen zwar für einen kleinen Moment gegen die Symptome einer Depression, verschlimmern diese aber auf Dauer. Also heißt es: Finger weg von Alkohol und Drogen!
- Der erste Schritt zur Heilung ist es, sich selbst einzugestehen, dass man an einer Depression erkrankt ist. Und das ist keine Schande!
- Auch wenn Betroffene häufig unter Antriebs- und Energielosigkeit leiden, hilft Bewegung und frische Luft oftmals gegen schlechte Gedanken und lenkt sie für eine Weile ab. Außerdem kann man durch Sonnenlicht Vitamin D tanken.
- Außerdem ist eine ausgewogene Ernährung bei Depressionen wichtig. Es gibt Lebensmittel, die Depressionen begünstigen, aber auch Lebensmittel, die die Heilung einer Depression unterstützen.
- Gesunder Schlaf ist das A und O! Achten Sie darauf, einen regelmäßigen Schlafrhythmus zu haben und vor allem auch ausreichend zu schlafen!

4. Depressionen effektiv überwinden - der große Praxisteil

Nachdem wir uns mit den allgemeinen Fakten zur Depression und auch ihren Folgen befasst haben, kommen wir nun dazu, wie sich eine Depression möglichst effektiv überwinden lässt.

Wie immer gilt: Eine Therapie, begleitet durch einen Psychotherapeuten, ist der beste und sicherste Weg aus der Depression. Selbsthilfe kann die Heilung zwar unterstützen, allerdings keine Therapie bei einem Spezialisten ersetzen.

In diesem Teil beschäftigen wir uns zunächst mit dem 6-Stufen-Modell zur Diagnostik einer Depression, bevor wir einige neue Ansätze der Therapie bei Depressionen ansehen. Ich verspreche Ihnen, es lohnt sich, diese Ansätze zu betrachten!

Danach gehen wir zur konventionellen Psychotherapie über und achten dabei auch auf die Wirkungsweise von Antidepressiva. In Kapitel 3.2.2. zeige ich Ihnen, wie man auch eine chronische Depression in den Griff bekommen kann!

Schließlich habe ich noch einige Tipps für Sie, wie Sie möglichst nachhaltig einer Depression vorbeugen – und einen eventuellen Rückfall vermeiden können.

4.1. Die große Situationsanalyse. Finden Sie heraus, wo Sie gerade stehen

4.1.1 Das 6-Stufen-Modell

Der Weg zur endgültigen Diagnose einer Depression kann lange dauern und sehr schwer sein. Allerdings unterstützt eine zügige Diagnose die Therapie und begünstigt somit eine rasche Heilung, wie wir bereits in den vorherigen Kapiteln festgestellt haben.

Daher haben einige Forscher, allen voran der deutsche Psychologe Stephan Grünewald, mithilfe von tiefenpsychologischen Interviews und Gesprächen eine Art Schema entwickelt, das die sechs Stufen einer Depression darstellt.[4] Dieses Schema dient dazu, eine Depression möglichst früh zu diagnostizieren und so die Heilungschancen zu maximieren.

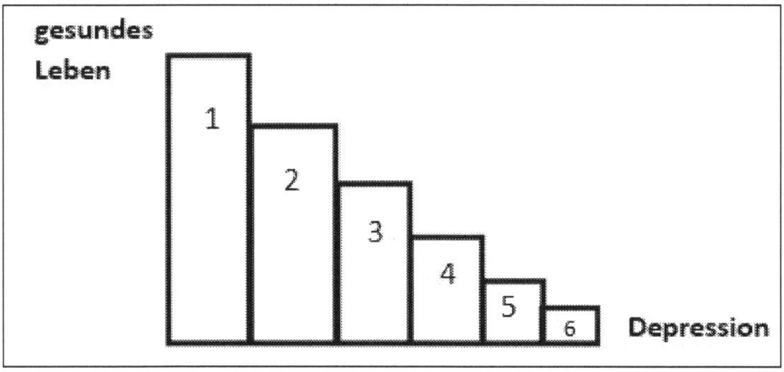

Stufe 1: Allerhöchste Ansprüche

Einer der Auslöser von Depressionen ist die Charaktereigenschaft des Perfektionismus. Haben Sie perfektionistische Charakterzüge? Dann kennen Sie es wahrscheinlich selbst: Wenn man eine Aufgabe beginnt, möchte man sie perfekt abschließen. Gut oder sehr gut ist nicht gut genug – und man bemüht sich immer mehr.

Das Problem ist allerdings: Dieser Druck, den Sie in diesem Fall auf sich selbst aufbauen, führt zu viel zu hohen Erwartungen an sich selbst.

In unserer heutigen Gesellschaft, die beinahe ausnahmslos leistungsorientiert handelt, ist es wichtig, stets die perfekte und beste Leistung zu erbringen – und insbesondere Menschen mit perfektionistischen Charakterzügen leiden darunter.

Oft vergessen Perfektionisten, dass es schlichtweg nicht möglich ist, stets perfekt zu sein, und sehen eine nicht perfekte Leistung als Scheitern an. Dies führt zu größerem Druck auf sich selbst, was irgendwann in Selbstzweifeln und Selbstvorwürfen enden kann – ein Frühwarnzeichen einer Depression.

---

4 | https://www.pascoe.de/fileadmin/media/pascoe.de/Downloads/Studien/PASCOE_Depressionsstudie_2015.pdf

Stufe 2: Einschränkungen erfahren

Zwar erleben auch nicht von Depressionen Betroffene einen Rückschlag, wenn sie ein Ziel nicht erreichen – das ist in der menschlichen Psyche so angelegt. Im Normalfall fangen sich Nicht-Betroffene aber schnell wieder und machen dort weiter, wo sie aufgehört haben.

Diese Eigenschaft ist Betroffenen allerdings nicht mehr gegeben. Verfehlen sie ihre Ziele, können sie diesen Rückschlag nicht richtig verarbeiten und erachten es als vollkommenes Versagen.

Dieses Gefühl des Versagens nimmt im Verlauf immer mehr zu. Aufgrund der ohnehin schon bestehenden Selbstzweifel und -vorwürfe ist der Betroffene nicht mehr so stabil wie zu Beginn und missversteht zunehmend mehr Situationen.

Wird zunächst noch lediglich das Verfehlen von Zielen als Misserfolg gesehen, kann für den Erkrankten später bereits ein falsch kopiertes oder getackertes Dokument ein Zeichen seines Versagens sein. Betroffene vergessen zusehends, dass Fehler menschlich sind, und sehen sich als Versager, was sie in eine depressive Phase stürzt.

Stufe 3: Stilllegung

In dieser Stufe bezeichnen sich die Betroffenen selbst als „Durchhänger".

Nicht von Depressionen Betroffene gehen mit den in Stufe 2 erlebten Niederlagen, wie bereits erwähnt, anders um als Betroffene. Gesunde Personen ärgern sich genauso über Fehler und Niederlagen. Der Unterschied besteht aber darin, dass diese Menschen sich dann wieder aufrappeln, einsehen, dass Fehler menschlich sind, und weitermachen, wo sie aufgehört haben.

Dieses Verhalten bleibt bei depressiv Erkrankten aus. Sie sehen nicht, dass Fehler menschlich sind. Stattdessen klammern sie sich hartnäckig an den Gedanken, versagt zu haben. Und so kommen sie aus dem Loch, das durch den Fehler entstanden ist, nicht mehr heraus, sondern geraten immer tiefer hinein.

Betroffene sehen ihr vermeintliches Versagen als unüberwindbare Hürde, als unveränderbaren Zustand, sehen einen Fehler nicht als Ereignis sondern als Ausdruck ihrer Persönlichkeit.

Hierzu passen die Symptome der Antriebslosigkeit Man kann schlichtweg nicht mehr die Kraft dazu aufbringen, etwas an der Situation zu ändern, da man sowieso nur scheitern kann.

Das allerdings bedeutet nicht, dass sich Betroffene auf dieser Tatsache ausruhen – ganz im Gegenteil: Die Situation, sich nicht mehr selbst helfen zu können, belastet sie massiv und verstärkt vorhandene Symptome und Schuldgefühle. Sie befinden sich in schlechter Verfassung.

Stufe 4: Alltags-Vergleichgültigung

Die Symptome nehmen immer mehr zu und Betroffene fühlen sich zunehmend eingeschränkter und gefangener in ihrer Depression. Die Wände des Lochs, in das sie hineingestürzt sind, werden immer höher und sind scheinbar kaum noch oder gar nicht mehr überwindbar.

Die Betroffenen beginnen unbewusst, alle Bemühungen ihrer Mitmenschen abzuwehren, wollen keine Hilfe annehmen und auch nicht dazu animiert werden, irgendetwas zu unternehmen. Hobbys bereiten keinen Spaß mehr, Dinge, die vorher interessant waren, werden uninteressant und einst wichtige Tätigkeiten scheinen unwichtig zu werden. Häufig beginnen Betroffene außerdem, die Nahrungsaufnahme zu vernachlässigen, oder setzen die Körperhygiene auf eine niedrigere Stufe.

Stufe 5: Im eigenen Saft schmoren

Die vorletzte Stufe deutet bereits auf eine schwere depressive Erkrankung hin. Da Betroffene immer weniger Aufgaben priorisieren oder erledigen, können sie Unerledigtes irgendwann nicht mehr überblicken. Und dies dient wiederum als Nährboden für neue Selbstzweifel.

Hinzu kommen die immer stärker werdenden Symptome der Schuldgefühle, Antriebslosigkeit und außerdem der Nährstoffmangel, der das biochemische Gleichgewicht langsam ins Ungleichgewicht bringt.

Depressive werden lethargisch, teilweise sogar apathisch, da sie sich selbst aufgeben und es sich nicht mehr vorstellen können, ihre Aufgaben irgendwie und irgendwann zu erledigen.

Auch Freunde und Verwandte bemerken nun, dass etwas mit dem Betroffenen nicht stimmt – allerdings werden die Symptome oft falsch gedeutet und als Faulheit abgestempelt, da der Erkrankte ruhig und lustlos wirkt.

Der Schein trügt allerdings: In Wirklichkeit ist der Betroffene innerlich sehr aufgeputscht und unruhig. Die Welt um ihn herum verschwimmt zusehends – priorisiert werden die inneren Probleme, die allerdings unlösbarer erscheinen. Der Betroffene dreht sich im Kopf immer und immer wieder um sich selbst. Er schmort im eigenen Saft.

Stufe 6: Resignativ-verbitterte Symptombehandlung

Zwischen Stufe 5 und Stufe 6 kann viel Zeit vergehen. Irgendwann sind die Betroffenen jedoch an einem Punkt angelangt, an dem sie sich damit abfinden, dass sich ihre Symptome nie bessern werden und sie in ihrer Depression festsitzen. Mittlerweile sind die Mauern des dunklen Lochs so hoch, dass man das Licht kaum noch sehen kann – allein ist es unmöglich, wieder herauszukommen.

Erkrankte verbittern immer mehr und versuchen lediglich, ihre Symptome irgendwie zu verdrängen und selbst zu behandeln. Dabei wird oft zu Alkohol und Drogen gegriffen, da die Rauschzustände die Betroffenen sich zumindest für einen gewissen Zeitraum gut fühlen lassen. Auch beliebt ist die Selbstmedikation.

Leiden die Patienten besonders stark unter der Situation, haben sie oft das Gefühl, dass nur noch der Suizid als Ausweg hilft.

Wichtig zu erwähnen ist außerdem, dass depressiv Erkrankte es jetzt noch immer selten in Erwägung ziehen, einen Arzt oder Therapeuten aufzusuchen – entweder aus Scham oder weil sie sich inzwischen selbst als „hoffnungslosen Fall“ betrachten.

Zusammenfassung

- **Stufe 1**: Aufgrund von Perfektionismus setzen sich gefährdete Personen zunehmend unter Druck und gelangen an den Rand ihrer Kräfte. Oft scheitern sie an den zu hohen Ansprüchen und geraten in Selbstzweifel.
- **Stufe 2**: Das Verfehlen eines Ziels oder eine gescheiterte Aufgabe sind für Betroffene nun ein Grund für noch mehr Selbstzweifel und Versagensängste. Häufig sind es nur Kleinigkeiten, wie eine falsche Kopie, die die Betroffenen stark verunsichern können.
- **Stufe 3**: Durch das veränderte Verhalten von Depressiven wandelt sich auch ihre Wahrnehmung. Fehler werden nicht als menschlich erachtet, sondern als persönliches Versagen. Die Betroffenen fallen immer tiefer in das Loch, in das sie gestürzt sind.
- **Stufe 4**: Die Symptome verstärken sich und die Betroffenen werden antriebslos, da sie aus ihrer Situation scheinbar nicht mehr herauskommen **können**. Immer weniger Aufgaben werden erledigt oder priorisiert.
- **Stufe 5**: Hier setzt die Phase der Selbstaufgabe ein. Betroffene scheinen immer lethargischer und apathischer zu werden und lassen sich zu nichts mehr motivieren. Freunde und Verwandte bemerken die Veränderung inzwischen auch, deuten Symptome aber oft falsch und verschlimmern die Situation unbewusst.
- **Stufe 6**: Für die Erkrankten gibt es nun scheinbar gar keinen Ausweg mehr aus ihrer Situation. Sie beginnen, sich selbst zu behandeln, und greifen zu Alkohol, Drogen oder selbst verordneten Medikamenten. In schlimmen Fällen kommt es zu Suizidgedanken oder suizidalen Handlungen.

4.2 Wagen Sie den nächsten Schritt und überwinden Sie Ihre Depression

Eine Depression diagnostiziert zu bekommen und diese anzuerkennen, ist die eine Sache. Die andere Sache ist, dann auch den Schritt zu gehen und sich therapieren zu lassen.

Häufig fällt es Betroffenen schwer, sich nach einer Diagnose auch wirklich therapieren zu lassen. Denn während sich eine Diagnose noch recht gut verbergen und überspielen lässt, stellt sich das bei einer Therapie, die mindestens einmal wöchentlich stattfindet, deutlich schwerer dar.

Heute gibt es vielfältige Möglichkeiten, eine Depression zu therapieren. Im Folgenden liste ich Ihnen einige neue Therapieformen mit ihren Vor- und Nachteilen auf, bevor wir im nächsten Teil auf einige Therapieansätze tiefer eingehen und den Ablauf sowie den Ansatz dahinter genauer betrachten.

Antidepressive Stimulationsverfahren

a) Elektrokonvulsionstherapie

Im Rahmen der Elektrokonvulsionstherapie (auch Elektrokrampftherapie (EKT)) wird in einer kurzen Vollnarkose durch elektrische Impulse ein epileptischer Anfall hervorgerufen. Dieser soll die Patienten von den Symptomen befreien und die Depression besiegen.

☺

- Das Verfahren gilt bei schweren Depressionen als sehr wirksam.
- Allgemein gilt die Behandlung als sehr gut verträglich.
- Die Behandlung dauert nur eine Minute (zusätzlich ist die Zeit für die Einleitung der Narkose und das Aufwachen einzurechnen).

☹

- Nebenwirkungen wie Gedächtnisstörungen und Kopfschmerzen sind nicht auszuschließen.
- Eine Vollnarkose ist notwendig, die ein gewisses Risiko birgt und Nebenwirkungen haben kann.

b) Magnetstimulation

Ein mittels einer Spule erzeugtes elektromagnetisches Feld durchdringt die Schädeldecke und lässt im Gehirn einen Stromfluss entstehen. Diese Stimulation des Gehirns soll gegen Depressionen helfen.

☺

- Die Therapie hat sehr wenige Nebenwirkungen.
- Eine Sitzung dauert 20 bis 30 Minuten. Insgesamt erfolgen innerhalb von zwei Wochen zehn Sitzungen.
- Es ist keine Vollnarkose notwendig.

☹

- Ob die Therapie wirklich gegen Depressionen wirksam ist, konnte noch nicht nachgewiesen werden. Bislang sind die Ergebnisse diesbezüglich klinisch nicht relevant.

c) Tiefe Hirnstimulation

Bei der tiefen Hirnstimulation (deep brain stimulation, DBS) werden über eine mit einem Schrittmacher (unter dem Schlüsselbein platziert) verbundene Elektrode tiefer gelegene Regionen des Hirns reversibel stimuliert.

☺

- Die Therapie erwies sich in ersten Pilotversuchen als sehr effektiv, auch bei therapieresistenten Depressionen.
- Durch einen externen Computer ist es möglich, Stimulation und Frequenz der Elektrode so anzupassen, dass die Nebenwirkungen minimiert werden.
- Der Schrittmacher und die Elektrode werden in einer einmaligen OP eingesetzt.

☹

- Nebenwirkungen sind beispielsweise Blutungen, Infektionen sowie Krampfanfälle.
- Für das Implantieren der Elektrode und des Schrittmachers ist eine OP unter Vollnarkose erforderlich, die ebenfalls medizinische Risiken und Nebenwirkungen birgt.

Der Ansatz einer Stimulationstherapie, insbesondere mit Elektroden und elektromagnetischen Feldern, ist noch relativ neu und unerforscht und befindet sich in der Entwicklungsphase. Dennoch gibt es bereits vielfältige Möglichkeiten, um mittels einer Stimulation eine Depression zu behandeln.

Obwohl die Nebenwirkungen deutlich ausgeprägt und auch gefährlich sind, sind diese angesichts des massiven Verlusts der Lebensqualität sowie der Rate an Selbstmorden oder suizidalen Handlungen bei depressiven Erkrankungen relativ akzeptabel.

In den nächsten Jahren erfolgen weitere Forschungen im Bereich der antidepressiven Stimulation und Therapieansätze werden weiterentwickelt. Daher gibt es bald sicher auch Stimulationstherapien zur Behandlung von Depressionen, die ein geringes Nebenwirkungsprofil aufweisen und dennoch eine große Wirkung hinsichtlich der Heilung von Depressionen zeigen.

Besiegen Sie Ihre Depression mittels mentalem Training!

Allgemein bietet das mentale Training eine Methode, um Verhaltens- und Denkweisen zu verändern. Hierzu nutzen Sie Ihre Vorstellungskraft und beeinflussen mit verschiedenen Übungen Ihr Unterbewusstsein positiv.

Dabei unterscheidet man die Unterpunkte der Visualisierung, Selbsthypnose, Imagination und Vorstellungsübung. Das Grundprinzip des mentalen Trainings ist es, sich eine Ausgangssituation vorzustellen, in welcher Sie im Geiste mit Ihrem Gegenüber interagieren. Nun stellen Sie sich vor, wie Sie sich im besten Fall Ihrem Gesprächspartner gegenüber verhalten, was Sie in dieser Situation denken, was Sie fühlen und wie Sie schließlich handeln.

Interessant am mentalen Training ist, dass wir alle es bereits unbewusst nutzen. Denn wohl jeder von uns kennt den Moment, in dem wir eine unangenehme Situation vor unserem inneren Auge noch einmal durchspielen und genau sehen, wie wir denken, handeln und fühlen – und dann darüber nachdenken, wie wir es hätten besser machen können.

Mentales Training wird auch als Therapie bei Depressionen, Angststörungen oder anderen psychischen Erkrankungen immer beliebter, da es große Erfolge zeigt.

Beim mentalen Training gibt es verschiedene Methoden:

- Beobachter: Sie sehen sich selbst mit anderen interagieren.
- Teilnehmer: Sie selbst interagieren aktiv mit Ihrem Gegenüber.
- Positive Vorstellungsübung: Sie stellen sich vor, wie eine Situation im besten Fall verlaufen würde, und denken, fühlen und handeln so, wie Sie es sich im Idealfall wünschen würden.

Wie jeder Therapieansatz weist auch das mentale Training Nachteile auf. Der Hauptaspekt ist, dass das Gehirn nicht unterscheiden kann, ob wir Dinge tatsächlich erleben oder uns nur vorstellen. Befinden wir uns also in einer Art Trance und stellen uns ein schlechtes Ereignis vor, dann kann das Gehirn nicht einordnen, dass diese Situation gerade nur fiktiv ist. Somit fühlen wir uns so, als wäre die Situation tatsächlich passiert.

Diese Situation kann – insbesondere bei einer Bewältigungsvorstellungsübung im Zuge der Behandlung eines Auslösers der depressiven Phase – daher genau das Gegenteil vom Gewollten bewirken und den Patienten in eine weitere depressive Phase leiten.

Deshalb gilt auch für das mentale Training: Halten Sie Rücksprache mit einem Spezialisten wie Ihrem Hausarzt oder Therapeuten darüber, ob dieser Therapieansatz der richtige Weg für Sie ist, und lassen Sie Ihr mentales Training von geschultem Personal begleiten.

Die Ansätze für die Therapie einer Depression sind vielfältig und werden immer weiter erforscht. Machen Sie sich also keine Sorgen, dass es keine geeignete Therapie für Sie gibt.

Sie haben gesehen: Nicht jede Therapie ist an Sitzungen mit einem Psychologen gebunden oder entspricht der Vorstellung auf einem Sofa liegend, einem alten Mann mit Pfeife seine Träume zu schildern, wie es sich bei vielen Menschen in unserer Gesellschaft verankert hat. In den folgenden Kapiteln werden wir uns aber nun mit konventionellen Therapien auseinandersetzen und auch die klassische Psychotherapie erörtern.

Zusammenfassung

- Heute sind die Therapieansätze bei einer Depression sehr vielfältig.
- Die neueste Methode der Therapie bei Depressionen ist die, der antidepressiven Stimulation des Gehirns. Dabei gibt es unter anderem folgende Herangehensweisen:
    - › Elektrokrampftherapie
    - › Tiefe Hirnstimulation
    - › Magnetstimulation
- Allerdings haben diese Therapieansätze einige Nebenwirkungen und sind noch nicht hinreichend erforscht.
- Ein anderer Ansatz ist das mentale Training, bei dem man sich selbst in Situationen vorstellt und dann imaginär handelt, denkt und fühlt und so lernt, wie man sich in einer Situation verhalten soll.
- Ein negativer Aspekt ist jedoch, dass diese Therapie genau das Gegenteil des Gewollten bewirken kann: Dem menschlichen Gehirn ist es nicht möglich, zu unterscheiden, ob eine Situation real oder imaginär ist.

4.3 Bewährte Behandlungsmethoden

Nachdem wir uns im vorherigen Kapitel mit den neueren Methoden der Behandlung von Depressionen beschäftigt haben, kommen wir nun zu den konventionellen Therapieansätzen: der Psychotherapie und der medikamentösen Behandlung.

Oft wählen Ärzte bei schweren und mittelgradigen Depressionen eine Kombinationstherapie aus beidem, da eine Therapie langwierig sein kann und durch eine zusätzliche Medikation der Patient für die Therapie empfänglicher werden kann, wodurch die Therapiedauer oftmals abgekürzt wird.

Insgesamt lässt sich sagen, dass mit einer medikamentösen Therapie bei leichten bis mittelgradig schweren depressiven Episoden, die depressive Symptomatik vollständig zurückgehen kann. Allerdings hilft eine Psychotherapie den Betroffenen langfristiger: Lassen sich depressiv Erkrankte psychotherapeutisch begleiten, ist die Wahrscheinlichkeit eines Rückfalls nämlich geringer als bei einer rein medikamentösen Behandlung. Auch die Rückfallquote ist bei Gesprächstherapien deutlich besser als bei der rein medikamentösen Therapie. So ist eine Psychotherapie, langfristig betrachtet, die bessere Variante für die Heilung einer Depression.

Allgemein braucht eine Therapie bei Depressionen Zeit: Meistens setzt eine wirkliche Besserung der Symptome erst nach acht bis zehn Wochen Therapie ein.

Psychotherapeutische Verfahren bei Depressionen

In der Psychotherapie gibt es fünf verschiedene Ansätze zur Behandlung einer Depression:

Verhaltenstherapie
Grundlage der Verhaltenstherapie ist, dass jedes Verhalten erlernt, erhalten und auch wieder verlernt werden kann. Für das Erlernen, Aufrechterhalten und Verlernen gibt es unterschiedliche Faktoren, die das jeweilige Ziel begünstigen: So lässt sich das Aufrechterhalten eines bestimmten Verhaltens durch Lob und

Zuwendung fördern, genauso wie Gewalt oder Beleidigungen das Verlernen des jeweiligen Verhaltens unterstützen.

Dementsprechend ist eine Depression das Verlernen des positiven sozialen Verhaltens, unter anderem ausgelöst durch zwischenmenschliche Konflikte.

Der Ansatz einer Verhaltenstherapie besteht darin, falsch Gelerntes umzulernen, Verlerntes erneut zu lernen und Nicht-Gelerntes nachträglich zu erlernen. Kurzum: Eine Verhaltenstherapie hat sehr viel mit Lernen zu tun.

Der depressiv Betroffene wird also ermuntert, positive Verhaltensweisen aufzubauen und diese vor allem auch anzunehmen. Hierzu muss der Therapeut zunächst verstehen, wie der Patient sich verhält. Ist das dem Therapeuten gelungen, werden die Ziele der Therapie detailliert definiert und dann schrittweise behandelt und abgearbeitet.

Kognitive Therapie

Die kognitive Therapie gilt bei depressiven Erkrankungen als am wirksamsten und ist dahin gehend auch am besten untersucht. Ausgangspunkt bei diesem Therapieansatz ist, dass Depressionen mit selbstabwertendem Verhalten und Denkmustern zusammenhängen und der Betroffene sich automatisch negativ wahrnimmt.

Diese Verhaltensmuster lassen sich oft darauf zurückführen, dass sie durch frühere negative Erfahrungen angenommen und erlernt wurden, obwohl sie in der jetzigen Zeit relativ verzerrt und unlogisch wirken.

Hauptaspekt der kognitiven Therapie ist es, dass der Betroffene lernt, sich selbst zu beobachten, und seine Denkmuster positiv umdeutet und Dinge anders interpretiert. So werden Probleme nicht mehr als solche definiert, sondern als Herausforderungen. Der Betroffene soll verstehen, dass seine Probleme nicht unumgänglich und ausweglos sind, sondern sich bewältigen lassen.

interpersonelle Therapie

Dieser Therapieansatz wird vor allem bei älteren Menschen, die an Depressionen erkrankt sind, angewendet. Den Mittelpunkt der Therapie bilden die Beziehungen des Patienten mit seinen Mitmenschen und seinem Umfeld. Es wird angenommen, dass der innere Konflikt für den Betroffenen verdeutlicht, im Folgenden dann aufgearbeitet und gelöst werden muss.

In der interpersonellen Therapie gibt es vier große Bereiche, von denen jene zwei, die den Patienten am meisten belasten, ausgewählt und aufgearbeitet werden. Bei diesen Bereichen handelt es sich um folgende:

- Trauer
- Zwischenmenschliche Konflikte
- Abschluss von Lebensabschnitten (Trennung vom langjährigen Lebenspartner)
- Isolierung

Diese Therapie setzt verstärkt auf Rollenspiele, um dem Patienten Konfliktsituationen darzustellen und diese besser verständlich lösen zu können.

Psychodynamische oder tiefenpsychologische Psychotherapie
Hier wird der Auslöser für die Depression vom Psychologen in der Kindheit oder in der Vergangenheit des Betroffenen vermutet. Es gab ein ursächliches Ereignis, das nun zu einem inneren Konflikt geführt hat. Der Therapeut muss den Ursprung des Problems über verschiedene Gespräche ermitteln und schließlich mit dem Patienten aufarbeiten.

Durch dieses Aufarbeiten der damaligen Konflikte sollen derzeitige Symptome gelöst werden.

Gesprächstherapie
Kern der Gesprächstherapie ist die Annahme, dass eine psychische Störung und ein negatives Selbstbild lediglich dann entstehen, wenn der Betroffene Zuwendung und Liebe nur unter bestimmten Bedingungen erfahren hat. Wenn er sich zum Beispiel brav verhalten hat, bekam er eine Umarmung oder ein Lob ausgesprochen.

Im Rahmen der Gesprächstherapie lernt der Betroffene, seine Gedanken und Gefühle auszudrücken und verständlich zu machen. Außerdem ist es wichtig, dass der depressiv Erkrankte lernt, seine eigenen Bedürfnisse nicht zu vernachlässigen (häufig zu Gunsten der Bedürfnisse seiner Mitmenschen), sondern diese ernst zu nehmen und selbstständig zu erfüllen.

Welche Therapie am besten zu einem Patienten passt, muss der Therapeut durch Vorgespräche in Erfahrung bringen. Außerdem ist es für alle gesprächsbasierten Therapien wichtig, dass der Betroffene Vertrauen zum Therapeuten aufbauen kann. Daher werden in der Regel fünf Probesitzungen vereinbart, die von der Krankenkasse vollständig übernommen werden.

Generell dauert eine Psychotherapie mindestens acht Wochen. Bei schweren Fällen kann der Zeitraum der Therapie auch verlängert werden.

Antidepressiva

Neben der Psychotherapie spielen selbstverständlich Antidepressiva in der Therapie eine große Rolle. Allgemein bekämpfen sie die Symptome der Depression durch einen aktiven Eingriff in den Stoffwechsel der Botenstoffe Serotonin und Noradrenalin. (Was genau diese Botenstoffe bewirken, können Sie in einem der ersten Kapitel dieses Buches gelesen.)

Aufgrund des Eingriffs in den Stoffwechsel haben Antidepressiva beispielsweise folgende Wirkungen:

- stimmungsverbessernd
- angstlösend
- beruhigend
- antriebssteigernd oder antriebsdämpfend

Es gibt unterschiedliche Arten von Antidepressiva: Generell unterscheidet man in neuere Antidepressiva und ältere Antidepressiva. Mittlerweile wird versucht, auf ältere Antidepressiva weitgehend zu verzichten, da sie mehr Nebenwirkungen verursachen und bei einer Überdosis toxisch wirken können.

Die Hauptwahl bei Antidepressiva sind heute die SSRI, die Selektiven Serotonin-Wiederaufnahme-Hemmer. Wie bereits der Name verrät, hemmt dieser Stoff die Wiederaufnahme des Botenstoffs Serotonin in die Zelle im Gehirn.

Interessant bei SSRI ist, dass deren Wirkung erst nach einigen Wochen einsetzt – teilweise dauert dies sechs bis acht Wochen. Das führt bei einigen Patienten dazu, dass sie das Medikament frühzeitig selbstständig absetzen, da sie keine Wirkung sehen und spüren.

Wie alle Medikamente, haben auch SSRI Nebenwirkungen – diese sind allerdings nicht so vielfältig und stark ausgeprägt wie bei den älteren Antidepressiva. Häufig auftretende Nebenwirkungen bei der Einnahme von SSRI-Präparaten sind Störungen im Magen-Darm-Trakt, sexuelle Funktionsstörungen und anfangs auch Unruhe, Nervosität und Schlafstörungen.

Zusammenfassung

- Bei Depressionen gibt es verschiedene Therapieansätze.
- In der Psychotherapie setzt man grundlegend auf fünf Ansätze:
  - › Die Verhaltenstherapie, mit der das Verhalten des Erkrankten positiv beeinflusst und wiedererlernt werden soll.
  - › Die kognitive Therapie, die sich darauf spezialisiert, dem Betroffenen den Umgang mit sich selbst zu zeigen und seine negativen Denkmuster aufzulösen.
  - › Die interpersonelle Therapie, wobei sich insbesondere auf zwischenmenschliche Konflikte gestützt wird und diese aufgelöst werden sollen.
  - › Die psychodynamische oder tiefenpsychologische Therapie, bei der mithilfe der Verarbeitung von Auslösern in der Vergangenheit Symptome in der Gegenwart bekämpft werden sollen.
  - › Die Gesprächstherapie, die sich darauf stützt, dass der Betroffene Zuneigung und Liebe nur dann erfahren hat, wenn er sich gut benommen hat. Das Ziel dieser Therapie ist es, dieses Verhaltensmuster beim Betroffenen umzulernen.
- Als zweite konventionelle Möglichkeit der Therapie sind die Antidepressiva anzusehen.
- Heute werden vorwiegend nur noch neuere Antidepressiva verschrieben, allen voran die Selektiven Serotonin-Wiederaufnahme-Hemmer, da diese am wenigsten Nebenwirkungen mit sich bringen und am besten wirken.

4.4 Die besten Strategien, um chronische Depressionen zu behandeln

Man muss in Bezug auf die chronische Depression festhalten, dass diese sehr schwer behandelbar ist. Oft wird versucht, die Symptome mit Antidepressiva zu behandeln. Eine Psychotherapie, wie man sie bei einer akuten Depression anwendet, ist bei einer chronischen Depression nicht wirklich anwendbar und erzielt deutlich weniger Erfolg.

Allerdings wurde in den letzten Jahren ein spezielles Therapieverfahren für chronisch Depressive erarbeitet: das Cognitive Behavioral Analysis System of Psychotherapy, kurz CBASP[5]. Dieses wurde in den frühen 2000er-Jahren von James P. McCullough, einem US-amerikanischen Psychologen, entwickelt. Und bis heute ist dieses Verfahren das einzige, das speziell für eine chronische Depression entwickelt wurde.

Das CBASP bezieht sich nicht nur auf einen kognitiv-verhaltenstherapeutischen Ansatz, sondern verbindet sechs psychotherapeutische Ansätze miteinander. Somit bildet es ein Modell, das bei chronisch depressiven Patienten eine deutliche Besserung ihrer Erkrankung erzielt. Die Ansätze sind folgende:

- *Piagets Theorie der kognitiv-emotionalen Entwicklung*
  (Piaget entwickelte ein 4-Stufen-Modell und behauptet, dass jeder Mensch in seiner kognitiven Entwicklung diese vier Stufen durchläuft.)
- *Kieslers Modell zur interpersonellen Theorie*
- *Skinners Erkenntnisse zur Bedeutung des operanten Lernens*
  (Skinner war der Meinung, dass das Verhalten des Menschen von bereits erlebten Verhaltenskonsequenzen beeinflusst wurde. Aus diesem Ansatz heraus entwickelte er, durch verschiedene Versuche, eigene Ansichten hinsichtlich des Lernens eines Lebewesens.)

---

5 | https://www.cbasp-network.de/index.php/cbasp

- *Pawlows Modell des respondenten Lernens*
  (Pawlow entdeckte eher zufällig das Phänomen der Reaktion-Reiz-Kette, das besagt, dass ein Reiz zu einem Stimulus werden kann und so eine Reaktion hervorruft.)
- *Banduras Theorie des sozialen Lernens*
  (Bandura entwickelte die sozialkognitive Lerntheorie, auch Modelllernen genannt. Darunter versteht man die Lernvorgänge, die aufgrund der Beobachtung menschlichen Verhaltens entstehen.)
- *Seligmans Modell der erlernten Hilflosigkeit*
  (Die erlernte Hilflosigkeit nach Seligman ist die vom Menschen entwickelte Überzeugung – zum Beispiel durch negative Erfahrungen in gewissen Lebenssituationen –, die Fähigkeit verloren zu haben, die eigene Lebenssituation ändern zu können.)

Grundannahme dieses Konzeptes ist es, dass bei chronisch depressiv Erkrankten eine Entwicklungsblockade zugrunde liegt, die durch Misshandlungen in der Jugend oder ähnliche Traumata ausgelöst wurde.

Interaktion mit Menschen fällt den Betroffenen aufgrund ihres Traumas schwer und wurde immer mehr gemieden, wodurch es zu Verzögerungen und Stillstand in der kognitiven Entwicklung nach Piaget kam.

Die durch die Störung in der kognitiven Entwicklung entstandenen Symptome bei chronisch Depressiven sind folgende:

- Niedriges Selbstwertgefühl
- Hoffnungslosigkeit
- Erinnerungsprobleme
- Mangelnde Selbstwahrnehmung
- Mangelnde Beobachtungsgabe
- Mangelnde Verarbeitung von Erfahrungen

Therapeutischer Ansatz

Oft haben chronisch depressiv Erkrankte mehrere Therapien erfolglos absolviert, was zu einer fortschreitenden Entmutigung der Betroffenen führt. Hinzu kommt die Hoffnungslosigkeit, da es einfach keine Aussicht auf Besserung gibt.

Im ersten Schritt gilt es zu lernen, dass jede Person im dauerhaften Austausch mit der Umwelt steht. Chronisch Depressive müssen verstehen, dass sie nicht aus ihrer Depression herauskommen, wenn keine zwischenmenschliche Kommunikation entsteht.

Im Umkehrschluss heißt das also: Kommunikation mit anderen, das Schließen von Freundschaften und Kennenlernen von neuen Personen begünstigen die Heilung einer chronischen Depression.

Was so einfach klingt, ist es für die Betroffenen überhaupt nicht. Oft haben sie eine lange Zeit in sozialer Isolierung gelebt und keine sozialen Kontakte mehr geknüpft.

Dementsprechend ist der wichtigste Punkt der Therapie, den Patienten den Unterschied zwischen den vertrauten und den neu zu erlernenden Mustern bewusstzumachen und anhand des Therapeuten aufzuzeigen, wie das neu erlernte Muster in Bezug auf das Kennenlernen neuer Leute funktioniert. Hierzu muss man das negative Interaktionsmuster chronisch Depressiver aufbrechen und positiv beeinflussen.

5. Heilung ist möglich!

5.1 Fazit: So bewältigen Sie Depressionen effektiv

Es gibt sehr viele verschiedene Möglichkeiten, um Depressionen zu überwinden – und da auch die Erkrankung viele unterschiedliche Facetten hat, ist es unmöglich zu sagen, welche dieser Möglichkeiten nun die beste oder effektivste ist.

Doch in Form von wesentlichen Tipps fasse ich Ihnen das Wichtigste zur Bewältigung von Depressionen noch einmal kompakt zusammen:

1. **Nehmen Sie Ihre Erkrankung ernst!**

Eine Depression ist eine ernsthafte Krankheit. Sie führt zu schweren Folgen, wenn sie nicht richtig behandelt, vom Erkrankten nicht ernst genommen und anerkannt oder falsch gedeutet wird.

Dementsprechend wichtig ist es, eine Diagnose und sämtliche Symptome ernst zu nehmen. Nur so besteht eine Chance auf eine einhundertprozentige Heilung der Erkrankung.

2. **Verstehen Sie Ihre Krankheit!**

Die Zusammenhänge einer Depression sind sehr komplex, und auch die Symptome können sehr breit gefächert auftreten. Daher ist es essenziell, dass Sie sich nach einer Diagnose mit der Krankheit auseinandersetzen – entweder mit Ihrem Hausarzt, Therapeuten, allein oder mit Freunden und/oder Familie. Aufklärung und Informationen sind das A und O bei einer Erkrankung wie einer Depression.

3. **Suchen Sie sich professionelle Hilfe!**

Eine Depression verschwindet nicht von allein, genauso wenig wie man sie selbst therapieren kann. Dafür ist die Krankheit zu schwer und zu unberechenbar. Deshalb ist es sehr wichtig, dass Sie, sobald Ihre Symptome länger als zwei Wochen am Stück andauern, mit einem Arzt Rücksprache halten. Hierbei ist es wichtig, dem Arzt gegenüber vollkommen ehrlich zu sein und keines der Symptome aus Scham oder Ähnlichem zu verschweigen.

4. Erkennen Sie die Auslöser Ihrer Depression!

Wenn Sie selbst die Auslöser kennen, sind Sie anderen schon einige Schritte voraus. Viele Betroffene tappen lange Zeit im Dunkeln. Die Auslöser und Ursachen einer Depression sind sehr vielfältig und unterschiedlicher Natur: War es der Schicksalsschlag oder der Hang zum Perfektionismus, durch den Sie wiederholt zu viel Druck auf sich selbst ausüben, die Sticheleien am Arbeitsplatz oder doch das Trauma aus der frühen Kindheit?

Sobald der Auslöser für die Depression jedenfalls bekannt ist, gestaltet sich die Therapie einfacher! Lässt sich kein Auslöser finden, ist das aber kein Grund aufzugeben. Vor allem die Verhaltenstherapie oder Gesprächstherapie können hier dennoch gute Ergebnisse erzielen.

5. Geben Sie nie die Hoffnung auf!

Auch wenn Depressionen eine schwere Erkrankung sind, lassen sie sich gut behandeln – insbesondere, wenn Sie zeitig einen Arzt aufgesucht haben. Auch wenn die Therapie am Anfang scheinbar aussichtslos und hoffnungslos verläuft, teilweise alles noch schlimmer zu machen scheint, das alles können Zeichen der Verarbeitung sein. Geben Sie der Therapie die nötige Zeit zu wirken!

Es haben schon so viele Menschen vor Ihnen geschafft, also schaffen Sie das auch.

6. Haben Sie Geduld!

Oft dauert es seine Zeit, bis die Therapie wirklich ihre ersten Erfolge zeigt und es Ihnen besser geht. So schleichend, wie die Depression begonnen hat, so schleichend und langsam setzt auch der Prozess der Heilung ein. Ihre Erkrankung hat tiefe Wunden hinterlassen, die einige Zeit benötigen, um zu heilen. Doch auch das werden Sie überstehen, da bin ich mir sicher.

7. Schätzen Sie sich selbst!

Es kann schwerfallen, aber sehen Sie immer das Positive in sich selbst. Für depressiv Erkrankte ist es schwierig, ihre Stärken zu erkennen. Doch haben Sie sich jemals damit auseinandergesetzt, wie Ihr Innerstes wirklich aussieht?

Depressiv Erkrankten wird nachgesagt, dass sie oft ehrgeizig und enorm zuverlässig sind. Sie neigen zu Perfektionismus und wollen alles möglichst gut erledigen – das lässt sie leistungsorientiert arbeiten. Außerdem sind sie sensibel, harmoniebedürftig und warmherzig. Hilfsbereitschaft wird großgeschrieben, die Bedürfnisse anderer sind oft wichtiger als die Eigenen. Und das sind bei Weitem noch nicht alle Eigenschaften.

Haben Sie sich wiedererkannt? Seien Sie stolz auf Ihren Charakter und vergessen Sie niemals Ihre Stärken.

8. Führen Sie einen Stimmungskalender!

Was zunächst albern anmutet und nach Tagebuchschreiben klingt, stellt sich in einer Therapie wegen Depressionen als hilfreiche Dokumentation heraus. Depressiv Erkrankte neigen nämlich dazu, ihre Fortschritte nicht zu erkennen und sehen meistens schwarz. Wenn Sie beginnen, Ihre Stimmung zu dokumentieren, erkennen Sie, dass Sie bereits Fortschritte machen und einige Ihrer Symptome schon am Abklingen oder gänzlich verschwunden sind.

Zudem erleichtert ein gewissenhaft geführter Stimmungskalender auch dem Therapeuten und/oder Arzt die Arbeit.

9. Bewegen Sie sich!

Bewegung und Aktion unterstützen die Therapie, zudem können Sie sich beim Sport auspowern und schlechte Gedanken vergessen. An der frischen Luft tanken Sie auch Energie. Und falls Ihnen nicht nach einer sportlichen Aktivität ist, bei der Sie sich vollkommen auspowern können, gehen Sie einfach für 30 Minuten spazieren.

Übrigens können Sie in der Sonne auch wunderbar Ihren Vitamin D-Speicher auffüllen.

Die hier gesammelten Tipps können eine begleitete Therapie Ihrer Depression effektiv unterstützen. Doch allein deren Umsetzung kann dazu beitragen, dass die Heilung schneller eintritt.

5.2 Wie Sie Ihren eigenen Weg finden und Depressionen nachhaltig vorbeugen können

Nach einer erfolgreich abgeschlossenen Therapie gelten Sie als geheilt – dennoch kann es nach einer Psychotherapie auch zu einem Rückfall kommen. Wie beugen Sie dem effektiv und nachhaltig vor?

Am besten ist es, seine Einstellungen grundlegend zu ändern. Erinnern Sie sich jedes Mal, wenn Sie beginnen, in alte Muster zurückzufallen, daran, wohin das am Ende führt.

Im letzten Teil biete ich Ihnen nun eine Übersicht über depressionsfördernde Denkmuster, die Sie endgültig durchbrechen können – und somit niemals wieder in den Teufelskreis einer Depression geraten.

1. Das Eisberg-Modell

Die Redewendung der symbolischen Spitze des Eisberges, wenn man nur einen kleinen Teil der tatsächlich bestehenden Probleme kennt, wird auch Ihnen bekannt sein.

Doch was genau hat das jetzt mit der Depression zu tun?

Das Eisberg-Modell lässt sich auf eine depressive Denkweise übertragen: Die Spitze des Eisberges sind hierbei die Gedanken, die sich automatisch im Kopf befinden, wenn man in eine altbekannte Situation gerät, die bereits früher eine Beeinträchtigung dargestellt hat.

Der verborgene Teil ist nun jener Teil der Gedanken, der aus der depressiven Überzeugung heraus entsteht. Also die dunkle, innere Stimme, die schlecht über einen selbst spricht.

Folgendes Beispiel soll das verdeutlichen: Ausgangssituation ist die 47-jährige Sabine, die sich im Spiegel betrachtet.

☺

„Ich bin schön und gut so, wie ich bin. Falls ich mich dazu entscheide, abzunehmen, dann nur wegen mir und meiner Gesundheit. Ein Mann sollte mich so lieben, wie ich bin."

☹

„Ich bin viel zu klein und zu dick, total hässlich. Mich wird niemals ein Mann haben wollen."
(→ Spitze des Eisberges)

Eventuell wurde ihr früher immer gesagt, dass sie nicht gut genug ist.
(→ verdeckter Teil, die depressive Überzeugung)

Unter dem lächelnden Smiley findet sich die Antwort, die Sabine von nun an im Kopf haben sollte, um das depressive Denken zu unterbrechen. Für Selbstzweifel und Selbstkritik ist kein Platz mehr – und schon gar nicht, um jemand anderem zu gefallen.

2. Der Teufelskreis

Jeder von uns kennt ihn: den Teufelskreis. Man hat mit einer Sache angefangen, die dann die nächste Sache begünstigt, die wiederum die Situation vom Anfang hervorruft. Und so geht das immer weiter, bis man den Kreislauf hoffentlich irgendwann durchbrechen kann – entweder aus eigener Kraft oder mit der Hilfe anderer.

So lässt sich das auch auf die depressiven Denkmuster übertragen: Der Teufelskreis besteht hier zwischen Gefühlen, Gedanken und Verhalten. Schlechte Gefühle begünstigen schlechte Gedanken, die wiederum schlechtes Verhalten unterstützen – und dieses führt schlussendlich wieder in die Depression.

Auch hier folgt ein Beispiel zur Verdeutlichung: Der 15-jährige Matthias erlebt in der Schule Hänseleien.

☺

Verhalten: „Ich suche mit der Person das direkte Gespräch und frage, wieso sie das gemacht hat."

Gefühl: „Stärke, Überlegenheit"

Gedanken: „So etwas nehme ich mir nicht zu Herzen, das ist nur eine Lüge und ich kenne die Wahrheit."

☹

Verhalten: „Ich sage nichts zu den Sprüchen, ich gehe einfach mit hängenden Schultern weg. Ich gebe auf."

Gefühl: „Ohnmacht, Hilflosigkeit, Verzweiflung"

Gedanken: „Diese eine Person will mich fertigmachen."

3. Abwärtsspirale in eine Depression

Auch eine Abwärtsspirale führt immer tiefer in ein Problem, bis man irgendwann so tief darin steckt, dass man es ohne Hilfe nicht mehr hinausschafft. Und so ähnlich verhält es sich bei einer Depression: Begonnen mit einem Symptom, kommt irgendwann ein zweites hinzu oder ein drittes und irgendwann befindet man sich so tief in der Depression, dass man es nicht mehr ohne professionelle Hilfe zurück in ein normales Leben schafft.

Ein Beispiel: Maria, 35, ist zum ersten Mal an einer Depression erkrankt und weiß nun nicht mehr weiter.

☺

Aufwärtsspirale aus der Depression

- Ich bin komplett ausgelaugt.
- Ich unternehme etwas mit meinen Freunden und fühle mich richtig gut.
- Ich akzeptiere, dass ich manchmal Stimmungsschwankungen habe.
- Ich traue mich wieder unter Menschen.

☹

Abwärtsspirale in die Depression

- Ich bin komplett ausgelaugt.
- Ich glaube, es wird mir nie wieder besser gehen.
- Ich fühle mich noch schlechter als am Anfang.
- Ich isoliere mich von der Außenwelt.

4. ABC-Schema

Das ABC-Schema fußt auf den Begriffen „activating event“ (auslösende Situation), „belief“ (Bewertung) und „consequences“ (Konsequenzen). Basierend darauf, steigern sich depressiv Erkrankte weiter in eine depressive Vorstellung hinein, die so eigentlich gar nicht auftritt.

Dazu ein Beispiel: Marianne, 45, ist sauer auf ihren Ehemann, der sich nach der Arbeit nicht gemeldet hat.

☺	☹
A: Mariannes Mann ruft nach Feierabend nicht bei ihr an.	**A:** Mariannes Mann ruft nach Feierabend nicht bei ihr an.
B: „Vielleicht ist er schon eingeschlafen, weil er einen anstrengenden Tag hatte.“	**B:** „Er denkt überhaupt nicht an mich. Ich bin ihm nicht wichtig“
C: Marianne macht ihre Laune nicht davon abhängig, ob ihr Partner anruft oder nicht.	**C:** Marianne ist sehr niedergeschlagen und traurig.

Besonders wichtig beim Aufbrechen depressiver Denkmuster ist es, sich immer wieder ins Gedächtnis zu rufen, positive statt negativer Gedanken zu pflegen.

Nur wenn ausschließlich Platz für positive Gedanken in Ihrem Kopf ist, haben Sie eine Chance auf dauerhafte Heilung. Manchmal kann es auch helfen, sich selbst daran zu erinnern, eine Art Denkpause oder -stopp einzulegen. Oder bitten Sie einen Freund, Ihren Partner oder ein Familienmitglied um Folgendes: sobald zu bemerken ist, dass Sie zu grübeln beginnen, laut „Stopp!“ zu sagen. Das erinnert Sie daran, nicht so viel über Situationen nachzudenken und sich dazu verleiten zu lassen, Dinge zu interpretieren, die überhaupt nicht stattfinden.

Erinnern Sie sich immer wieder daran, dass in Ihrem Gehirn kein Platz für negative Gedanken ist, und berücksichtigen Sie, was Sie in Ihrer erfolgreich abgeschlossenen Therapie gelernt haben! Dann steht einer nachhaltigen Heilung und einem langen, gesunden Leben nichts im Weg.

Zusammenfassung

- Um eine nachhaltige Genesung nach einer erfolgreich abgeschlossenen Therapie zu gewährleisten, müssen Sie Ihre negativen Gedankengänge durchbrechen.
- Depressionsfördernde Denkmuster sind zum Beispiel zurückzuführen auf:
    - › das Eisbergmodell mit automatischen Gedanken und depressiver Überzeugung,
    - › das Teufelskreis-Modell aus Gefühlen, Verhalten und Gedanken,
    - › die Abwärtsspirale in eine Depression und
    - › das ABC-Schema mit der auslösenden Situation, der Bewertung und Überinterpretation und den Konsequenzen.
- Rufen Sie sich immer wieder in Ihr Gedächtnis, dass es ausschließlich Platz für gute Gedanken gibt.
- Sollten Sie zu viel nachdenken, bitten Sie eine Ihnen nahestehende Person, Ihr Grübeln dann jeweils mit einem lauten „Stopp!“ zu unterbrechen.

5.3 Der Schlüssel zum Glück - Ein Ausblick

Die meisten streben, manche wahrscheinlich sogar ein Leben lang, danach und wir alle wissen, dass es ihn geben muss: den Schlüssel zum Glück, zu einem glücklichen und erfüllten Leben.

Ich sage Ihnen: Es gibt ihn wirklich und vielleicht ist er sogar näher, als Sie meinen.

Nun haben Sie also mehr über Depressionen herausgefunden und bestenfalls auch verstanden, wie schlimm diese Krankheit ist. Doch nun möchte ich noch ein wenig auf die schönen Seiten des Lebens eingehen.

Hier alles zu erläutern, was Sie benötigen, um Ihr persönliches Glück zu finden, würde sich nicht wirklich in das Thema einfügen. Aber seien Sie jetzt nicht enttäuscht: Im Folgenden verrate ich Ihnen, in welchen interessanten Werken Sie den Schlüssel zum Glück finden können – wer weiß, vielleicht sogar zu Ihrem ganz persönlichen Glück?

6. Weitere Möglichkeiten für Sie, wie Sie Ihre Depression erfolgreich überwinden können

6.1 Positives Denken als Wegweiser zu einem glücklichen Leben

Das positive Denken ist einer der wichtigsten Punkte für ein erfülltes Leben – denn auch, wenn es manchmal nicht so scheint oder es Ihnen schwerfällt, Positives in manchen Situationen zu finden, gibt es das immer.

Doch was genau ist das eigentlich, das positive Denken? Sie wären wohl erstaunt, welche Punkte dieses Thema wirklich umfasst! Der Bereich des positiven Denkens ist nämlich breiter gefächert und unterschiedlicher, als Sie zunächst womöglich meinen.

Und wussten Sie, wie sehr es auch Ihre Mitmenschen beeinflusst, wenn Sie optimistischer eingestellt sind und ihnen positiv gegenübertreten?

Möchten Sie nun wissen, wie Sie es schaffen, Ihr Leben positiver zu sehen, in verschiedenen Situationen auch Schönes zu erkennen und nicht stets schwarzzumalen? Wollen Sie sich von einem Pessimisten zum waschechten Optimisten entwickeln? Dann werfen Sie doch einen Blick in das verlagseigene Buch **„Positives Denken“**!

6.2 Depressionen mithilfe der Visualisierung durchbrechen

Haben Sie jemals etwas von Visualisierung gehört? Ich auch nicht – bis zu dem Zeitpunkt, an dem ich von dem verlagseigenen Buch zu diesem Thema erfahren habe.

Visualisierung ist eine Technik aus der Psychologie, um den eigenen Körper, das Innere, besser kennenzulernen und unsere Mentalität zu steuern.

Klingt interessant? Ist es auf jeden Fall! Und es lohnt sich, einen Blick in das Werk zu werfen. Denn: Man kann sich selbst nicht nur hinsichtlich eigener Ziele und Motivation beeinflussen, sondern damit auch psychische Krankheiten behandeln – also auch die Depression.

Wie dieses Phänomen funktioniert, was mit der Psyche passiert, inwieweit es tatsächlich bei Depressionen und anderen psychischen Krankheiten hilft und viele weitere Informationen erfahren Sie im verlagseigenen Buch **„Visualisierung"**.

6.3 Der Königsweg: Selbstliebe und Gelassenheit effektiv anwenden

„Man muss sich zuerst selbst lieben, bevor man andere lieben kann." – Kommt Ihnen dieser Ausspruch bekannt vor?

Wahrscheinlich hat irgendjemand in Ihrem Umfeld diesen schon einmal benutzt – und ich kann Ihnen bestätigen, dass dieser Ausspruch auch tatsächlich wahr ist. Man muss erst mit sich selbst im Reinen sein, um andere Menschen zu lieben – und nicht nur das: Wenn man sich selbst liebt und mit sich im Reinen ist, tritt man viel selbstbewusster auf.

Für viele von uns ist es aber undenkbar, selbstbewusst aufzutreten – allerdings hat jeder das Recht, auf sich stolz zu sein und mit Selbstbewusstsein aufzutreten.

Wie genau erreicht man also dieses Selbstbewusstsein, die Selbstliebe? Und erreicht man durch selbstbewusstes Auftreten wirklich mehr?

Antworten dazu finden Sie im verlagseigenen Buch zum Thema **„Selbstliebe"**.

Doch auch die Gelassenheit spielt eine große Rolle, um erfolgreich und glücklich zu sein. Und tatsächlich lassen sich Selbstliebe und Gelassenheit in einem Atemzug erwähnen, denn die beiden hängen mehr zusammen, als Sie vielleicht denken.

Wollen Sie also wissen, wie man gelassener mit angespannten Situationen umgeht, Stress abbaut und so mehr Spaß am Leben hat und entspannter durch den Alltag kommt? Dann informieren Sie sich im verlagseigenen Buch zum Thema **„Gelassenheit"**.

7. Tipps für Angehörige

Nicht nur der an Depressionen Erkrankte, sondern auch sein Umfeld leidet unter den Symptomen der Krankheit.

Meistens trifft die Betroffenen selbst keine Schuld, aber trotzdem strahlen sie eine gewisse schlechte Energie, eine Art schlechte Laune aus, die sie selbst nicht beeinflussen können.

Oft stellen sich Angehörige die Frage, was genau sie eigentlich machen können, wenn der Partner, ein Familienmitglied oder ein Freund an Depressionen erkrankt ist. Daher liste ich Ihnen diesbezüglich nun einige hilfreiche Tipps auf.

1. Informieren Sie sich!

Wenn Sie bemerken, dass eine Ihnen nahestehende Person an einer Depression erkrankt ist, hilft es nicht nur der Person, sondern auch Ihnen, wenn Sie sich mit der Krankheit auseinandersetzen.

Zum einen zeigt es dem Betroffenen, dass Sie sich dafür interessieren und Sie diesen nicht einfach abstempeln, sondern versuchen zu verstehen, was da passiert. Und zum anderen hilft es Ihnen, die Symptome zu verstehen und besser deuten zu können. So lassen sich mögliche Missverständnisse verhindern und Sie können Ihre Liebsten viel besser unterstützen.

Befassen Sie sich mit dem Krankheitsbild der Depression, erkennen Sie außerdem, dass die Symptome, die der Betroffene in Ihrem Beisein erlebt oder die Handlungen, die er ausführt, nie gegen Sie persönlich gerichtet sind. Oft werden die Betroffenen selbst von den Symptomen überfallen und wissen besonders am Anfang nicht, wie sie mit sich selbst umgehen sollen.

2. Setzen Sie Grenzen!

Ist ein Angehöriger an Depressionen erkrankt, ist teilweise unangemessenes Verhalten normal – wie erwähnt, wissen die Betroffenen selbst nicht, was sie mit sich anfangen und wie sie sich richtig verhalten sollen. Erst mit der Zeit verstehen die Betroffenen, dass sie sich und ihr Verhalten nach wie vor kontrollieren können.

Allerdings müssen Sie deshalb nicht jegliches Verhalten tolerieren. Schauen Sie auch auf sich und nehmen Sie Ihre Bedürfnisse und Grenzen nicht zu sehr zurück, um Ihre Angehörigen oder Ihren Partner, Ihren Freund zu schützen. Achten Sie bei einer Konfrontation aber immer auf einen angemessenen Umgangston und schaukeln Sie sich nicht gegenseitig hoch, sodass es zu einem großen Streit kommt.

3. Geben Sie Freiraum!

Ein Symptom der Depression, teilweise sogar ein Auslöser, ist das Gefühl des Kontrollverlusts beim Betroffenen. Dieser hat das Gefühl, dass ihm alles aus der Hand gleitet und er über nichts mehr Kontrolle hat, was sein Leben betrifft. Daraus resultieren teilweise auch das mangelnde Selbstwertgefühl sowie das Gefühl von Schwäche, wovon Betroffene berichten.

Deshalb ist es besonders wichtig, dass Sie der erkrankten Person in Ihrem Umfeld Freiraum geben und auch einmal sie entscheiden lassen. Selbst wenn es nur kleine Dinge sind, kann diese Geste das Selbstwertgefühl zumindest ein wenig steigern.

Ist es Ihr Partner, der erkrankt ist, lassen Sie ihn doch über das abendliche Fernsehprogramm bestimmen oder fragen Sie ihn, was er essen möchte. Ist es ein Freund, der erkrankt ist, überlassen Sie ihm die Entscheidung über die nächste Unternehmung.

4. Suchen Sie nach Unterstützung im Umfeld!

Kann der Betroffene in Ihrem Umfeld sich selbst nicht darum kümmern, Hilfe zu suchen, dann unterstützen Sie ihn dabei. Denken Sie aber daran, stets mit ihm Absprache zu halten und ihn nicht zu bevormunden.

Wichtig ist auch hier die Kommunikation zwischen Ihnen und Ihrem Angehörigen oder Freund. Sprechen Sie möglichst offen über die verschiedenen Möglichkeiten, die er oder sie hat, um eine Therapie zu beginnen: beispielsweise Selbsthilfegruppen oder Online-Kurse, falls es sich um eine leichte Episode handelt, oder eine Psychotherapie, möglicherweise eine Kombinationstherapie, wenn der Betroffene an einer mittelschweren oder schweren Depression leidet.

Sie können sich auch stets an das soziale Netzwerk oder den Hausarzt des Betroffenen wenden, wenn Sie der Meinung sind, dass der Betroffene dringend Hilfe benötigt.

Lassen Sie die endgültige Entscheidung aber immer den Betroffenen treffen, da es sonst zu Missverständnissen kommen kann.

5. Finden Sie die richtigen Worte!

Im Umgang mit depressiv Erkrankten fällt es manchmal schwer, die richtigen Worte zu finden – insbesondere, wenn es um trostspendende Worte geht. Viele Floskeln kann der Betroffene in den falschen Hals bekommen. Dementsprechend wichtig ist die richtige Wortwahl und vor allem auch der richtige Ausdruck.

„Du bist nicht allein." – Wenn Sie diesen Worten den richtigen Ausdruck verleihen, zaubern sie Ihrem Angehörigen sicherlich ein kleines Lächeln ins Gesicht. Oftmals fühlen sich Depressive alleingelassen und einsam. Wenn Sie also ausdrücken, dass genau das nicht der Fall ist und der Erkrankte in Ihnen eine Stütze hat, bedeutet das für ihn eine große Erleichterung.

„Darf ich dir helfen?" – Im Gegensatz zur Aussage „Ich helfe dir!" stellt die Frage keine Bevormundung dar und kann auch nicht als solche aufgefasst werden. Betroffene verstehen Worte nämlich häufig falsch – und gerade, wenn es darum geht, noch mehr Kontrolle über Dinge abzugeben, kann ein gut gemeintes „Ich helfe dir!" alles nur noch schlimmer machen. Wenn Sie allerdings fragen, ob Sie helfen können, deuten Sie an, dass Sie da sind, wenn Hilfe gebraucht wird, aber dass Sie nichts aufzwingen. Doch auch ein „Nein" als Antwort müssen Sie dann akzeptieren.

„Du bist mir wichtig." – Diese kleinen Worte können Ihren Angehörigen aufbauen. Das verminderte Selbstwertgefühl ist oft das Symptom, mit dem die Betroffenen am meisten zu kämpfen haben. Damit verbunden sind außerdem die Ängste, wichtige Menschen zu verlieren und fallengelassen zu werden, weil

man gerade nicht so funktioniert, wie es normalerweise der Fall ist. Auszudrücken, dass man an der Seite des Betroffenen bleibt und derjenige nach wie vor wichtig ist, kann das Selbstwertgefühl zumindest ein Stück weit zurückbringen.

6. Zweifeln dürfen auch Sie!

Zweifeln ist menschlich – und nur, weil Sie gerade die Stütze für Ihren Angehörigen, Ihren Partner oder Freund sind, heißt das nicht, dass Sie plötzlich keine Zweifel mehr haben dürfen.

Wenn Sie sich nicht sicher sind, ob Sie gerade richtig handeln, oder Sie unsicher im Umgang mit dem Betroffenen sind, dann sprechen Sie ihn darauf an. Es ist wichtig, dass Sie nach wie vor die Konfrontation suchen und auch Ihre Probleme erörtern. Kommunikation ist in einer solchen Situation das A und O und kann nicht nur dem Betroffenen, sondern auch Ihnen weiterhelfen.

Zusammenfassung

Auch die Angehörigen eines an Depression Erkrankten können dem Erkrankten und gleichzeitig sich selbst helfen:

- **Tipp 1**: Informieren Sie sich über die Krankheit. So erfahren Sie alles Notwendige zum Krankheitsbild und zeigen Ihrem Angehörigen, dass Sie sich für ihn und seine Krankheit interessieren.
- **Tipp 2**: Setzen Sie trotz der Erkrankung Grenzen und verdeutlichen Sie, dass Sie nicht alles mit sich machen lassen.
- **Tipp 3**: Lassen Sie auch den Erkrankten Entscheidungen treffen und signalisieren Sie, dass Sie ihm nach wie vor Freiraum geben.
- **Tipp 4**: Helfen Sie Ihrem Angehörigen, indem Sie mit ihm gemeinsam nach Hilfe suchen. Sei es der Anruf beim Hausarzt oder ein Gespräch über Therapiemöglichkeiten – das Aktivieren der Hilfe ist bereits der erste Schritt in Richtung Heilung.
- **Tipp 5**: Die richtigen Worte im Umgang mit Depressiven zu finden, ist nicht immer einfach. Gelingt es ihnen aber, können sie Balsam für die geschundene Seele sein.
- **Tipp 6**: Es ist in Ordnung, wenn auch Sie einmal zweifeln. Sprechen Sie mit dem Betroffenen über Ihre Zweifel und Ängste. Kommunikation, vor allem in solchen schweren Zeiten, ist besonders wichtig.

Schluss

Das Leben ist das Wichtigste, was ein Mensch hat – und vor allem haben wir nur diese eine Chance, etwas aus uns und unserem Leben zu machen. Da spielt es auch keine Rolle, ob Sie nun ein Manager sind, CEO einer großen Firma, eine Reinigungsfachkraft oder ein Arbeitsloser.

Wir alle, jeder einzelne Mensch unter uns, hat eine Chance, und die sollte man niemals vergeuden.

Sie haben nun sehr viel über Depressionen gelernt. Die Depression ist – das sollte nun unmissverständlich klargeworden sein – eine ernstzunehmende Krankheit, mit der die Gesellschaft falsch umgeht. Man sollte Menschen niemals verurteilen, wenn sie krank sind oder sich in psychischer Behandlung befinden. Die Menschen müssen verstehen, dass jeder Einzelne es wert ist, in der Gesellschaft seinen Platz zu haben.

Außerdem sollte keiner mehr die Depression mit all ihren Symptomen und Facetten unterschätzen. Anderenfalls wird die Suizidrate und auch die Rate der Erkrankten niemals so weit zurückgehen, dass wir wirklich zufrieden sein können.

Wir dürfen depressiv Erkrankte nicht als krankhaft traurig abstempeln und sie mit halbherzigen Worten wie „Das wird schon wieder!" abspeisen.

Eine Depression ist so viel mehr.

Doch was kann man tun, damit die Vorurteile verschwinden? Diese Frage ist leichter beantwortet, als Sie denken.

Dass Sie dieses Buch gelesen haben, ist bereits ein guter Ansatz, um Vorurteile zu beseitigen. Helfen Sie mit dieses Wissen zu verbreiten und wenden Sie die hier gelernte Techniken an, ob Sie selbst an einer Depression erkrankt sind, Sie einem Angehörigen oder Freund in seiner Erkrankung zur Seite stehen oder auch um Menschen in Ihrem Umfeld ein Vorbild zu sein.

Sie sehen: Allein mit dem Lesen dieses Buches haben Sie sehr viele Informationen über die Erkrankung gesammelt. Diese Erfahrungen, Fakten und Tipps sollten Sie nie wieder vergessen. So können Sie – falls notwendig – auch Ihren Lieben in der schweren Lebensphase während einer Depression viel besser unterstützend unter die Arme greifen.

Und natürlich sollte dieses Buch auch dazu dienen, Ihnen aufzuzeigen, dass Depressionen heilbar sind. Das Wichtigste ist – ich kann es nur immer wieder betonen –, dass Sie sich als Betroffener Menschen in Ihrem Umfeld anvertrauen und professionelle Hilfe suchen. Ohne Hilfe ist es sehr schwer, aus dem Teufelskreis der Symptome einer Depression herauszukommen.

Ich hoffe, dass dieses Buch Ihnen gezeigt hat, dass Depressionen kein Grund sind, sich zu schämen und dass Sie keinesfalls allein sind. Es gibt immer Menschen, denen Sie vertrauen und Ihre Probleme anvertrauen können.

Der Anfang ist getan, indem Sie sich über Ihre Krankheit informiert haben – jetzt liegt es an Ihnen, die Chancen zu ergreifen und den Weg der Heilung einzuschlagen.

Und für diesen Weg wünsche ich Ihnen alles Gute und viel Kraft!

Mehr vom Loewenstein Verlag

POSITIVES DENKEN

Die Kraft Deiner Gedanken

Wie Sie mit Hilfe positiver Psychologie, Achtsamkeit und den richtigen Glaubenssätzen Resilienz entwickeln und zu einer starken Persönlichkeit werden

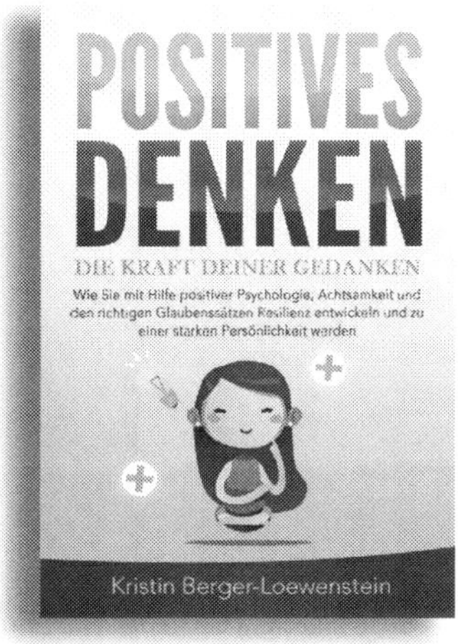

„Dieses Buch hat mir den ersten Schritt aus meinen Problemen gezeigt."

– Amazon Kunde

Denken Sie positiv - und starten Sie noch heute in ein spannendes, neues Leben voller Zuversicht, Erfüllung und persönlichem Glück.

Sie sind unzufrieden mit sich selbst und auf der Suche nach dem wahren Glück?

Endlich ist die Lösung da! ! Kristin Berger-Loewenstein lüftet das Geheimnis rund um ein glückliches Leben und begleitet Sie Schritt für Schritt bei Ihrer persönlichen Entwicklung - mit wertvollen Tipps und praxisnahen Beispielen aus dem echten Leben.

ISBN: 978-1695000186
Kristin Berger-Loewenstein

Ausgewählte Literaturempfehlungen

VISUALISIERUNG

Erfolg durch Positives Denken

Wie Sie Ihr Unterbewusstsein auf Erfolg neu programmieren, Ihre Träume verwirklichen und zu mehr Gelassenheit und Glück in Ihrem Leben finden

„Beginnen Sie noch heute ihre Träume zu erfüllen, indem Sie dieses Buch kaufen."

– Amazon Kunde

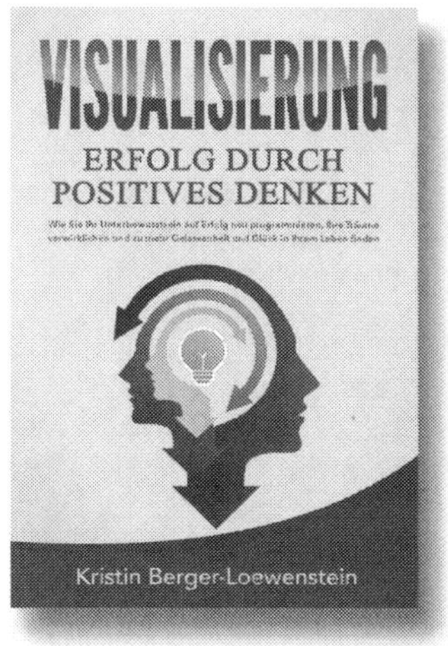

Wie Sie Erfolg magisch anziehen und Ihre sehnlichsten Wünsche & Träume endlich verwirklichen!

Hören Sie auf zu träumen. Erschaffen Sie ein Leben, das erfüllend, aufregend und Ihrer würdig ist. Das Buch von Kristin Berger-Loewenstein begleitet Sie Schritt für Schritt hin zu einem erfolgreichen und glücklichen Leben. Mit Hilfe von Affirmationen und leicht umsetzbaren Strategien aus der Praxis werden Sie bald zum Schöpfer Ihres persönlichen Glücks.

ISBN: 978-1670629036

Kristin Berger-Loewenstein

EMOTIONALE INTELLIGENZ

Gefühle verstehen

Wie Sie mit Hilfe effektiver Methoden Gelassenheit lernen, Stress bewältigen, Menschen lesen und Schritt für Schritt Ihre Beziehung verbessern

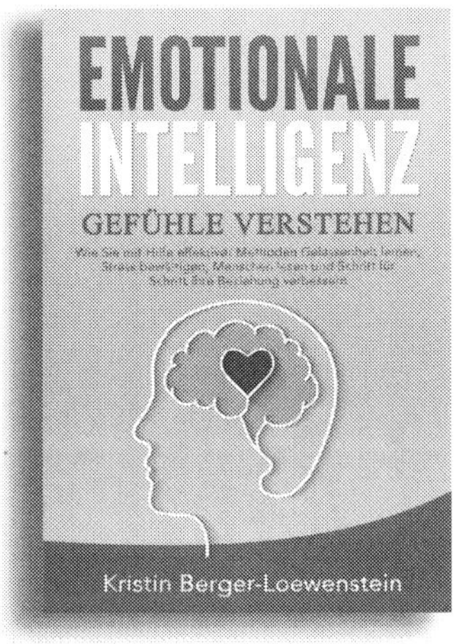

„Öffnet einem die Augen, Dinge anders zu betrachten und zu handeln."

– Amazon Kunde

Wer heutzutage erfolgreich sein will, muss seine Emotionen verstehen und die Macht der emotionalen Intelligenz für sich beherrschen!

Dieser Ratgeber behandelt alles rund um das Thema Emotionale Intelligenz und zeigt Ihnen unvorhergesehene Möglichkeiten auf, wie Sie Ihre Gefühle und Gedanken miteinander in Einklang bringen und durch effektivere Kommunikation ungeahnte Lösungen für Ihren persönlichen Erfolg im Umgang mit anderen Menschen entdecken.

ISBN: 978-1698562346
Kristin Berger-Loewenstein

SELBSTLIEBE

Reise zu Deinem neuen Selbst

Wie Sie Ihre innere Kraft entdecken, zu mehr Glück und Zufriedenheit gelangen und Ihre Persönlichkeit neu aufblühen lassen (inkl. Achtsamkeit Übungen)

„Da ich mich gerade in einer Krise befinde, kommt dieses Buch wie gerufen."

– Amazon Kunde

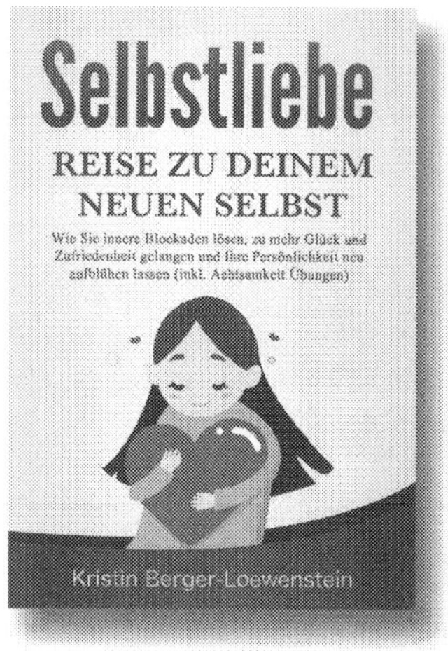

Beneiden Sie nicht die Glücklichen und Erfolgreichen...
Seien Sie noch heute eine/r von ihnen!

Dieses Buch begleitet Sie Schritt für Schritt auf einer emotionalen und aufregenden Reise – hin zu Ihrem neuen, sich selbst liebenden Ich. Dank einfach nachzumachender Übungen werden Sie in kürzester Zeit lernen, mit sich selbst im Reinen zu sein und die Tiefen Ihrer Persönlichkeit entfalten.

ISBN: 978-1693621758
Kristin Berger-Loewenstein

... der Persönlichkeitsentwicklung

RESILIENZ

Rückschläge meistern

Wie Sie mit Strategien aus der Psychologie Widerstands-
kraft und innere Stärke entwickeln, Stress bewältigen
und Ihre Persönlichkeit effektiv vor Krisen trainieren

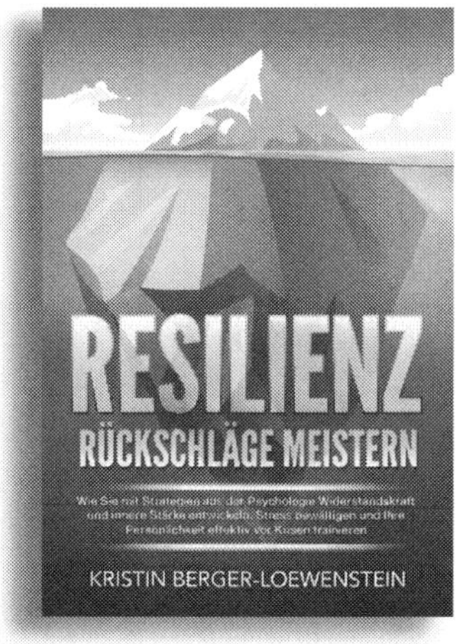

„Ich fühle mich besser und stärker als je zuvor. Dieses Buch war der Schlüssel!“

– Amazon Kunde

Seien Sie wie ein Eisberg! Nach Außen hin unscheinbar, aber innerlich gefestigt und hart im Nehmen - gegen jeden Schiffbruch gewappnet.

Resilienz ist die Kunst, mit allen Schwierigkeiten des Lebens gekonnt umzugehen.
In unserer aktuellen Zeit ist Resilienz deshalb zu einer absolut überlebensnotwendigen Fähigkeit geworden. Kristin Berger-Loewenstein bietet Ihnen eine sichere 7-Schritte-Formel zum Errichten Ihres emotionalen Schutzschilds.

ISBN: 978-8609163592
Kristin Berger-Loewenstein

RHETORIK | SMALLTALK | SCHLAGFERTIGKEIT | SELBSTBEWUSSTSEIN

Das Große 4 in 1 Buch!

Wie Sie die Kunst der Kommunikation, der Körpersprache und selbstbewusstes Auftreten erfolgreich meistern

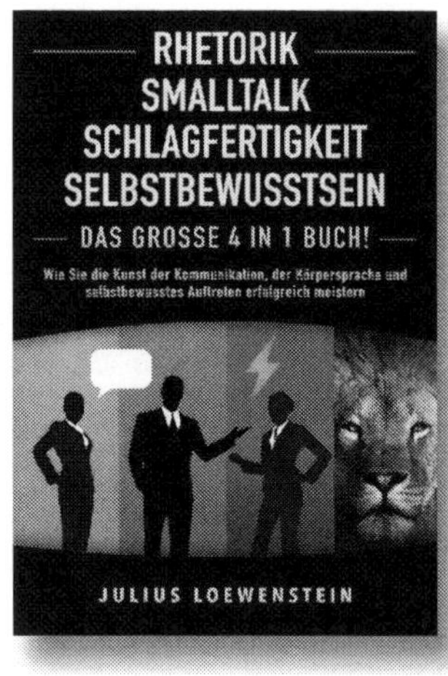

„Standardwerk für erfolgreiche Kommunikation - das wohl mächtigste Buch zum Thema."

– Amazon Kunde

Das Große 4 in 1 Buch vom Bestseller-Autor Julius Loewenstein!

Dieser Klassiker umfasst die vier Dauer-Bestseller von Julius Loewenstein. In diesem Buch werden essenzielle Erfolgsstrategien gebündelt und ungekürzt in vollem Umfang wiedergegeben. Damit Sie das ganze Paket der Persönlichkeitsentwicklung für Ihren Erfolg aus einer Quelle beziehen und dabei kostengünstig auf wertvolles Praxis-Wissen zugreifen!

ISBN: 978-1073655007
Julius Loewenstein

SELBSTLIEBE | POSITIVES DENKEN VISUALISIERUNG | EMOTIONALE INTELLIGENZ

Wie Sie durch positive Psychologie Glück, Liebe & Erfolg anziehen und Ihr wahres Potenzial entdecken

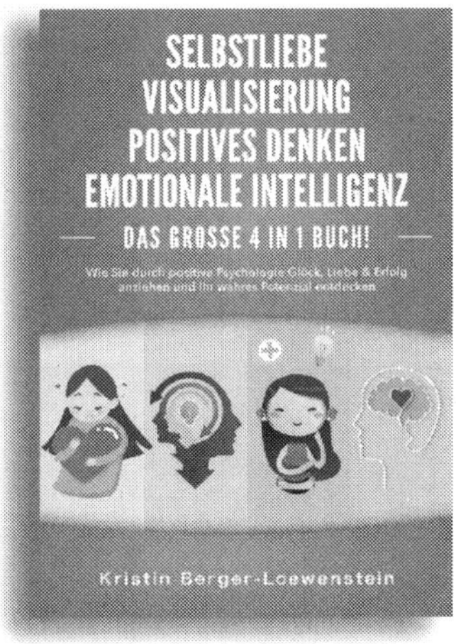

„Kristin's Bücher sind für mich wie ein Augenöffner. Dieses 4 in 1 Buch ist ein wahres Geschenk!"

– Amazon Kunde

„Liebe Dich selbst." – Kristin zeigt Ihnen wie.

Hören Sie auf, Ihren Träumen hinterherzuschauen, während alle anderen das Glück in ihren Händen halten. Es ist höchste Zeit für Sie, dass Sie das Glücklichsein erlernen. Hier finden Sie konkrete Anleitungen, um Ihr Potenzial endlich voll zur Geltung zu bringen. Sensationelle Resultate und großartige emotionale Durchbrüche sind vorprogrammiert!

ISBN: 979-8643847229
Kristin Berger-Loewenstein

Ihr exklusiver Bonus: Ein GRATIS GESCHENK

Sie möchten mehr? Mehr Bücher für Ihren persönlichen Erfolg, die Sie *wirklich* weiterbringen? Dann haben wir die perfekte Lösung für Sie ...

Als kleines Dankeschön erhalten Sie vom Verlag ein kostenloses Buch.

Das Ebook **GLÜCK & ERFOLG** von unserer Autorin Kristin Berger-Loewenstein bietet Ihnen nichts weniger als eine gut strukturierte Anleitung, wie Sie Ihr persönliches Wohlbefinden verbessern und endlich dem lang ersehnten Erfolg in Ihrem Leben Einzug gewähren.

Kristin Berger-Loewenstein lüftet die Geheimnisse eines erfüllten Lebens und nimmt Sie mit auf eine kleine Reise zu Ihrem neuen, glücklicheren Selbst.

GRATIS Buch „GLÜCK & ERFOLG“

Sichern Sie sich Ihr Ebook jetzt unter:

geschenk.loewenstein-medien.de

Inhalte aus dem kostenlosen Ebook von Kristin Berger-Loewenstein:

- ◊ Das Gesetz der Anziehung und wie Sie es mit Gewinn in Ihrem Leben einsetzen.
- ◊ Gelassenheit lernen mit einer einfachen Methode, von der Sie zuvor noch nie gehört haben ...
- ◊ Wie Sie Ihr Mindset auf Erfolg, Glück & Liebe programmieren und ein Leben lang davon profitieren.

Um es auf den Punkt zu bringen: Dieses Buch ist Ihr persönlicher Wegweiser zu mehr Glück, neuem Wohlstand und großem Erfolg. Sichern Sie sich jetzt Ihr Exemplar und profitieren Sie noch heute von unschätzbar wertvollen Erkenntnissen für ein langes und glückliches Leben.

Bringen Sie mehr Glück in Ihr Leben.
Auf den Punkt. Praxisnah. Für Ihren Erfolg.

Printed in Poland
by Amazon Fulfillment
Poland Sp. z o.o., Wrocław

66191917R00058